平成30（2018）年度～令和4（2022）年度実施分

フードスペシャリスト資格認定試験 過去問題集

2023年版

付 専門フードスペシャリスト資格認定試験問題

（公社）日本フードスペシャリスト協会　編

建帛社
KENPAKUSHA

は じ め に

　フードスペシャリストは，「食」に関する総合的・体系的な知識・技術を身につけ，豊かで安全かつバランスのとれた「食」を提案できる力をもつ「食」の専門職です。フードスペシャリストは，１～２週間の研修を受講して得られる即席資格ではありません。フードスペシャリストになるには，①大学・短期大学の，当協会が認定した学科（養成機関）で食について幅広く学び，②その中で，協会が指定する必修科目の全単位を修得し，③協会が実施する資格認定試験に合格する必要があります。

　資格認定試験は，フードスペシャリスト養成課程の必修科目の内容をしっかり身につけているかどうかを確認するものです。また，平成26年度の資格認定試験より，次の３種類の資格区分を設けて実施しています。
　　①フードスペシャリスト資格
　　②専門フードスペシャリスト（食品開発）資格
　　③専門フードスペシャリスト（食品流通・サービス）資格
　フードスペシャリスト資格は，従来どおり食に関する総合的・体系的な知識・技術を基本的に身につけている方に与える資格です。
　専門フードスペシャリスト資格は，フードスペシャリスト資格を取得済みまたは取得見込みの方がチャレンジする専門性や実用性が高く難易度も高い資格です。

　資格認定試験は，養成機関を設置している大学・短期大学に委託して，毎年１回，原則として12月の第３日曜日に実施することになっており，令和４年度は12月18日（日曜日）に実施しました。フードスペシャリスト資格認定試験は，9：30～10：50の80分間，専門フードスペシャリスト資格認定試験は，11：10～12：30の80分間で，「食品開発」と「食品流通・サービス」のいずれかを選択して行います。
　各資格認定試験の問題は，いずれも全60問で，五肢択一方式です。それぞれの資格にふさわしい内容・水準としています。

　本書は，フードスペシャリストの資格取得を目指す人に向けて，実際の認定試験に出題された問題を編纂したものです。
　フードスペシャリスト資格認定試験は，直近の令和４年度の試験をそのままの形で収録し，平成30年度から令和４年度の出題を出題科目分野別に収録しています。また，専門フードスペシャリスト資格認定試験は，令和３年度，令和４年度の出題を共通問題と専門選択問題

に分けて掲載しています。解答編は，別冊子とし，フードスペシャリスト資格認定試験は令和4年度分と分野別過去問題5年分（平成30年度から令和4年度），専門フードスペシャリスト資格認定試験は令和4年度分について簡単な解説を付けています。なお，出題時から今日までの間，制度変更や統計データの変化がありましたが，当時の認定試験問題のまま掲載していますので，ご利用にあたってはご留意ください。

　食や食生活を巡っては，現実にはさまざまな問題があり，安全性の確保，表示の適正化，超高齢社会への対応など多くの課題があります。フードスペシャリスト資格を取得し，これらの問題や課題に応えつつ，食関係業界で活躍していただければ幸いです。

　　令和5年2月

　　　　　　　　　　　　　　公益社団法人　日本フードスペシャリスト協会

目　次

令和４年度
フードスペシャリスト資格認定試験　問題

◎指示があるまで開かないでください。

〔注意事項〕

1. 試験の時間

　　試験時間は、80分（1時間20分）です。

2. 試験問題の数

　　試験問題は、1から60まで60問です。

3. 養成機関コード、受験番号、氏名の記載方法

　　まず、受験票により解答用紙上段の養成機関コード（5ケタ）、受験番号（3ケタ）、氏名（フリガナ付）を数字と文字で記入してください。次に、養成機関コード及び受験番号の該当する◯を塗りつぶして（マークする）ください。

　　　※マークのしかた

　　　（良い例）

　　　（悪い例）

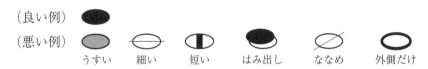

　　　　　　うすい　　　細い　　　短い　　　はみ出し　　　ななめ　　　外側だけ

4. 解答用紙

　　解答用紙は、各問題の（1）から（5）の中から質問に対する答えを一つ選び、解答用紙の解答欄に該当する部分（番号）の◯を塗りつぶしてください。

　　なお、各問題に二つ以上解答する（塗りつぶす）と、誤りとなりますので注意してください。

5. その他の注意事項

　(1)解答の作成には、必ずHBの鉛筆を使用し、濃く塗りつぶして（マークする）ください。その際、◯の外にはみ出さないように注意してください。

　(2)解答を修正した場合は、必ず「消しゴム」であとが残らないように完全に消してください。なお、鉛筆の色が残ったり、「◯」のような消し方などをした場合は、修正したことになりませんので注意してください。

　(3)解答用紙を折り曲げたり、メモ等で汚したりしないよう特に注意してください。

（令和4年12月）

フードスペシャリスト論

問題1 フードスペシャリストが備えるべき能力や期待される役割についての記述である。**正しいもの**を一つ選びなさい。

（1）健康的な食生活の普及・啓発は栄養士の業務であるので、関与することはない。

（2）食品関連の法令や表示制度は難解であるので、概要を理解できていればよい。

（3）食育推進の多くの分野で、指導的役割を担える能力を備えていることが求められる。

（4）倫理的な配慮よりも、従事する食産業の発展に寄与することを最優先する。

（5）食品廃棄物の低減や食料自給率の向上に関心を持つことまでは、求められていない。

問題2 人類と食物獲得の歴史についての記述である。**誤っているもの**を一つ選びなさい。

（1）人類史の大部分は、狩猟採集の時代である。

（2）地球温暖化による海面上昇で平野部が縮小して食物が不足したことが、農耕を始める契機となったとされる。

（3）牧畜は、人類が農耕を始めるとほぼ同時に起こったとされる。

（4）中国大陸の長江流域で水稲栽培が始まり、その後、焼き畑による陸稲栽培も行われるようになった。

（5）飢饉や飢餓は、人類が1万年前に農耕を始めてから本格化した。

問題3 世界の食文化についてについての記述である。**正しいもの**を一つ選びなさい。

（1）手食は、食中毒の原因になるなど衛生的に問題があるためほとんど行われなくなった。

（2）箸と匙はそのどちらかを使うことが多く、日常的に併用されることはない。

（3）ナイフ・フォーク・スプーンはセットで使用されることが多いが、それぞれの食具としての歴史は大きく異なっている。

（4）菜食主義（ベジタリアン）とは、宗教上の理由による場合に限って使用される呼称である。

（5）仏教による肉食を避ける禁忌により、日本の寺院では肉や魚を使わない懐石料理が発達した。

問題4　内食・中食・外食についての記述である。**正しいもの**を一つ選びなさい。

（1）市販の弁当を購入して、学校で食べるのは外食である。

（2）寿司をテイクアウトして、家で食べるのは内食である。

（3）レストランで、ピザを食べるのは中食である。

（4）自宅で調理した弁当を、公園で食べるのは外食である。

（5）コーヒーショップで購入したサンドイッチを、職場で食べるのは中食である。

問題5　食品産業の変遷についての記述である。**誤っているもの**を一つ選びなさい。

（1）戦後から1960年代ごろまでは、主に内食産業が中心であった。

（2）持ち帰り弁当チェーン店の展開が1980年代に本格化し、現在の中食産業のもととなった。

（3）外食産業の市場規模は、1990年代でピークとなりその後は伸びが鈍化し成熟段階にある。

（4）食料品を専門に扱うスーパーマーケットは、2000年代に台頭した。

（5）近年、ネットスーパーやインターネット宅配による食品販売への需要が高まっている。

問題6　特定保健用食品についての記述である。**正しいもの**を一つ選びなさい。

（1）特定保健用食品は、特別用途食品に含まれる。

（2）特定保健用食品許可マークは一つである。

（3）規格基準型の特定保健用食品でも、消費者庁の個別審査を受けなければならない。

（4）疾病リスク低減表示として許可されているのは、カルシウムと骨の健康のみである。

（5）1日当たりの摂取目安量は個人差があるので、表示すべき事項となっていない。

食品の官能評価・鑑別論

問題7　官能評価の外部的条件についての記述である。**正しいもの**を一つ選びなさい。

（1）液体は、唾液による緩衝作用の影響を受けるように少量を提示する。

（2）円卓法は、室内をブースと呼ぶ小部屋に仕切る方法である。

（3）官能評価室は、室温 20 〜 23℃、湿度 50 〜 60％が望ましい。

（4）官能評価室では、音の配慮は必要ない。

（5）オープンパネル法は、パネリストが他人の影響を受けないで判断を下す方法である。

問題8　官能評価の手法についての記述である。**正しいものの組合せ**を一つ選びなさい。

a．2点比較法は、2種類の試料の属性や嗜好の差を見出す方法である。

b．SD法は、試料の特性を描写して記録する方法である。

c．3点識別試験法は、3種類の試料の属性や嗜好の差を見出す方法である。

d．評点法では、試料間の差を相対的にしか評価できない。

（1）aとb　　（2）aとc　　（3）aとd　　（4）bとc　　（5）cとd

問題9　分散系についての記述である。**誤っているもの**を一つ選びなさい。

（1）マーガリンは、油中水滴型エマルションである。

（2）抹茶は、サスペンションである。

（3）でんぷんは、代表的なゲル化剤の一つである。

（4）寒天ゲルは、熱可逆性のゲルである。

（5）ゾルは、流動性を失った状態である。

問題１０　米についての記述である。**誤っているもの**を一つ選びなさい。

（1）食味ランキングは、6 項目で評価される。

（2）食味計でおいしさを決定する成分は、とくにアミロース、たんぱく質含量である。

（3）籾貯蔵より精米貯蔵は、品質保持貯蔵性が劣る。

（4）低温貯蔵は、温度 10 〜 15℃、相対湿度 70 〜 80％で一般的に行われている。

（5）冷凍貯蔵（-40 〜 -60℃）は、品質を損なう。

問題１１　いも類についての記述である。**誤っているもの**を一つ選びなさい。

（1）さつまいもは、緩慢な加熱中に甘味が増加する。

（2）じゃがいもは、発芽抑制のためにガンマ線照射の利用が認められている。

（3）さといもの石川早生は、子いも用の品種である。

（4）こんにゃくいもの主成分は、酸によりゲル化する。

（5）キャッサバは、タピオカパールの原料に用いられる。

問題１２　豆類とその加工品についての記述である。**誤っているもの**を一つ選びなさい。

（1）ポークビーンズは、いんげんまめなどを用いて製造される。

（2）あんは、あずき、いんげんまめ、えんどう、そらまめなどを用いて製造される。

（3）豆乳は、大豆を用いて製造される。

（4）甘納豆は、主にりょくとうを用いて製造される。

（5）フライビーンズは、そらまめ、えんどうなどを用いて製造される。

問題１３　魚介類の加工品についての記述である。**正しいものの組合せ**を一つ選びなさい。

　　a．くさやは、素干し品である。

　　b．しょっつるは、はたはたを原料とする魚しょうゆである。

　　c．すじこは、にしんの卵を塩蔵したものである。

　　d．かつお節は、かつおを煮熟、焙乾後、カビづけした製品である。

　　（1）aとb　　（2）aとc　　（3）aとd　　（4）bとc　　（5）bとd

問題１４　鶏卵の鮮度についての記述である。**正しいもの**を一つ選びなさい。

　　（1）保存中に水分が放出されると、比重が重くなる。

　　（2）保存中に二酸化炭素が放出されると、卵白の pH が下がる。

　　（3）時間の経過とともに濃厚卵白の高さが低下する。

　　（4）鮮度が低下すると、卵黄係数が高くなる。

　　（5）賞味期限の表示が義務づけられていない。

問題１５　醸造食品についての記述である。**誤っているもの**を一つ選びなさい。

　　（1）濃口しょうゆは、ほぼ等量の大豆と小麦を原料に醸造したものである。

　　（2）淡口しょうゆは、濃口しょうゆよりも塩分濃度が低い。

　　（3）醸造酢は、酢酸菌を用いた発酵により製造される。

　　（4）豆味噌は、大豆だけでつくられる味噌で代表的なものに八丁味噌がある。

　　（5）赤味噌は、白味噌よりも熟成期間が長いのが一般的である。

食品の安全性に関する科目

問題16　アレルギー様食中毒についての記述である。**誤っているもの**を一つ選びなさい。

（1）アレルギー様食中毒は、化学性食中毒である。

（2）アレルギー様食中毒の原因食品は、タイ、ヒラメなどの白身の魚が多い。

（3）アレルギー様食中毒の原因物質は、ヒスタミンである。

（4）食物アレルギーとアレルギー様食中毒の症状は、似ている。

（5）抗ヒスタミン剤が、治療には有効である。

問題17　洗浄剤についての記述である。**正しいもの**を一つ選びなさい。

（1）台所用合成洗剤は、アルカリ性洗浄剤といわれている。

（2）衣料用合成洗剤は、酸性洗浄剤を配合している。

（3）石けんは、アニオン（陰イオン）系界面活性剤である。

（4）アニオン（陰イオン）系界面活性剤は、短鎖アルキル基でできている。

（5）カチオン（陽イオン）系界面活性剤は、中性洗剤と呼ばれている。

問題18　食中毒に関連した症状とその原因の組合せである。**正しいもの**を一つ選びなさい。

（1）溶血性尿毒症症候群（HUS）　――――　シガテラ毒

（2）ハンター・ラッセル症候群　――――　腸管出血性大腸菌

（3）ギラン・バレー症候群　――――――　カンピロバクター

（4）ドライアイスセンセーション　―――　カドミウム

（5）骨軟化症・腎障害　――――――――　メチル水銀

問題１９　日本の食品安全行政において、リスク評価（リスクアセスメント）を行う機関はどれか。**正しいものを一つ選びなさい。**

　（１）環境省
　（２）農林水産省
　（３）消費者庁
　（４）厚生労働省
　（５）食品安全委員会

問題２０　細菌性食中毒についての記述である。**正しいものを一つ選びなさい。**

　（１）チフス菌は、赤痢菌属に分類されている。
　（２）腸炎ビブリオは、好塩性である。
　（３）腸管出血性大腸菌感染症は、感染症法で二類感染症に指定されている。
　（４）カンピロバクターは、嫌気性環境下で発育する。
　（５）黄色ブドウ球菌が産生するエンテロトキシンは、通常の加熱調理で失活する。

問題２１　食品添加物についての記述である。**正しいものを一つ選びなさい。**

　（１）指定添加物は、食品安全委員会が指定する。
　（２）食品添加物は、簡略名または類別名で表示するのが基本である。
　（３）保存料は、表示が免除される。
　（４）香料は、一括して表示してよい。
　（５）栄養強化の目的で使用されるビタミン類は、必ず物質名と用途名を併記して表示する。

問題２２　ウイルスによる食中毒についての記述である。**正しいもの**を一つ選びなさい。

（1）ノロウイルスによる食中毒の潜伏期間は、平均 3 〜 4 日である。

（2）ノロウイルスは、きわめて少数のウイルスで感染する。

（3）ノロウイルスは、ヒトとヒトとの間では感染しない。

（4）ロタウイルスは、野生のシカ肉を生食することで感染する。

（5）ロタウイルスによる食中毒の潜伏期間は、平均 30 日間である。

問題２３　環境汚染による事件と原因物質の組合せである。**誤っているもの**を一つ選びなさい。

（1）カネミ油症事件 ———————— ポリ塩化ビフェニル（PCB）

（2）水俣病 ———————————— 有機水銀

（3）イタイイタイ病 ———————— カドミウム

（4）森永ミルク中毒事件 ————— スズ

（5）チェルノブイリ原発事故 ——— 放射性物質

栄養と健康に関する科目

問題２４　栄養素についての記述である。**正しいもの**を一つ選びなさい。

（１）スクロースは、グルコースとガラクトースが結合した二糖類である。

（２）解糖系は、酸素を必要とする代謝経路である。

（３）パルミチン酸は、炭素数 16 の不飽和脂肪酸である。

（４）ナトリウムイオンは、カリウムイオンとは反対に細胞内液に多く存在する。

（５）ビタミンＣは、結合組織であるコラーゲンの合成に必要である。

問題２５　栄養と健康についての記述である。**正しいもの**を一つ選びなさい。

（１）筋肉は、エネルギー源として優先的に脂肪を利用する。

（２）フレイルは、筋肉量の減少のほか身体機能の低下などがその要因である。

（３）高齢期の細胞内水分量は、成人期のその量と同等である。

（４）血清アルブミンは、急速代謝回転たんぱく質として栄養状態の指標に用いられる。

（５）カウプ指数は、学童期の骨格筋量の評価に用いられる。

問題２６　ホメオスタシスについての記述である。**誤っているもの**を一つ選びなさい。

（１）ホメオスタシスの構成要素の一つである遠心性経路とは、調節中枢（脳や脊髄）から効果器（筋肉や分泌腺など）への情報の伝達のことである。

（２）ホメオスタシスは、適切なヒトの体液環境を一定の範囲に保とうとする。

（３）ホメオスタシスは、神経系を介して調節される。

（４）ホメオスタシスは、健康維持に影響を及ぼさない。

（５）内部環境のホメオスタシスには、外部環境との物質交換が必要である。

問題２７　脂質についての記述である。**正しいもの**を一つ選びなさい。

（1）アラキドン酸は、体内で合成されるので必須脂肪酸ではない。

（2）リノール酸は、n-3系不飽和脂肪酸である。

（3）脂肪酸は、解糖系を経てアセチル CoA に代謝される。

（4）中性脂肪は、1個の脂肪酸に3個のグリセロールが結合したものである。

（5）食べ物から摂るコレステロール量は、体内（肝臓や小腸）での合成量より少ない。

問題２８　食事バランスガイドについての記述である。空欄 A に対応する**正しいもの**を一つ選びなさい。

　　食事バランスガイドで、上から三段目に示されているサービングサイズ（SV）が
3-5の料理区分は　　　A　　　である。

（1）主菜

（2）主食

（3）副菜

（4）果物

（5）牛乳・乳製品

問題２９　免疫と栄養についての記述である。**正しいもの**を一つ選びなさい。

（1）抗原は、B細胞から産生される。

（2）抗体は、糖質と脂質が主成分である。

（3）ほとんどの獲得免疫（適応免疫）は、生まれた時から備わっている。

（4）免疫機能は、栄養状態に左右されない。

（5）食物アレルギーは、免疫反応の一種である。

問題３０　次の生化学検査の中で、糖尿病の診断基準（評価指標）となるものはどれか。**正しいものを一つ選びなさい。**

（１）中性脂肪
（２）空腹時血糖値
（３）総コレステロール
（４）血清アルブミン
（５）LDL コレステロール

食物学に関する科目

問題３１　日本食品標準成分表 2020 年版（八訂）についての記述である。**正しいものを一つ選びなさい。**

（1）収載食品数は、1,878 食品である。

（2）食品のエネルギー値は、原則としてアトウォーター係数を用いている。

（3）しょうゆなどの液体では、100mL 当たりの成分値を収載している。

（4）でんぷんの単糖当量は、成分値に 0.9 を乗じて換算している。

（5）食物繊維について、本表には総量のみが収載されている。

問題３２　食品中のビタミンについての記述である。**正しいものを一つ選びなさい。**

（1）アリチアミンは、ニンニクのにおい物質のレンチオニンがビタミン B_1 と結合したものである。

（2）牛乳を日光にさらすと、ビタミン A の光増感作用により着香する。

（3）葉酸を多く含む食品には、疾病リスク低減表示のできる機能性表示食品になるものがある。

（4）ビタミン B_{12} は、植物性食品に多く含まれる。

（5）ビタミン K は、カルシウムの吸収を促進するため、骨粗鬆症の予防効果がある。

問題３３　鶏卵についての記述である。**正しいものを一つ選びなさい。**

（1）卵殻の主成分は、炭酸カルシウムである。

（2）鶏卵には、ほぼ同量の卵白と卵黄が含まれる。

（3）卵黄は、脂質よりもたんぱく質を多く含む。

（4）かたいゲルを形成する温度は、卵白よりも卵黄の方が高い。

（5）卵を貯蔵すると、ハウユニットが上昇する。

問題３４　食品成分の変化についての記述である。**正しいもの**を一つ選びなさい。

（１）変性したたんぱく質は、たんぱく質分解酵素の作用を受けにくくなる。

（２）糊化したでんぷんは、消化されやすくなる。

（３）アミロペクチンは、アミロースに比べて、老化しやすい。

（４）飽和脂肪酸は、不飽和脂肪酸に比べて、酸化しやすい。

（５）アミノカルボニル反応は、酵素が関与する反応である。

問題３５　豆腐とその加工品についての記述である。**誤っているもの**を一つ選びなさい。

（１）絹ごし豆腐の製造には、木綿豆腐よりも濃度の高い豆乳を使用する。

（２）湯葉は、濃い豆乳を 40℃ 程度で加熱し、表面に生じたたんぱく質の薄い皮膜をすくい上げたものである。

（３）アメリカ産大豆は、日本産大豆に比べて脂質含量が高く、食用油の原料とされる。

（４）分離大豆たんぱく質のたんぱく質含量は、脱脂大豆粉のたんぱく質含量より高い。

（５）糸引き納豆の粘質物は、ポリグルタミン酸である。

問題３６　牛乳についての記述である。**正しいもの**を一つ選びなさい。

（１）初乳は、常乳に比べてたんぱく質やビタミン A の含量が高い。

（２）カゼインの等電点は、pH5.5 である。

（３）ビタミン含量は、乳牛の品種、飼料により変動するが、季節による変動はない。

（４）人乳に比べて、たんぱく質、炭水化物、無機質の含量が高い。

（５）乳脂肪を構成する主な脂肪酸は、酪酸である。

問題３７　魚介類についての記述である。**正しいもの**を一つ選びなさい。

（１）春に獲れる初がつおは、秋に獲れる戻りがつおよりも脂質含量が高い。

（２）魚介類のエキス成分には、たんぱく質や脂質が含まれる。

（３）魚油は、n-6 系の多価不飽和脂肪酸を多く含む。

（４）イカスミの成分は、メラニンである。

（５）海産魚の生臭さは、ピペリジン系化合物による。

問題３８　嗜好飲料類についての記述である。**正しいもの**を一つ選びなさい。

（１）ウーロン茶は、後発酵茶である。

（２）日本緑茶のほとんどは、生葉をすぐ釜で炒って酵素を不活性化させた釜炒り製である。

（３）紅茶の水色は、アミノカルボニル反応による。

（４）コーヒー豆の焙煎時間は、フレンチローストがイタリアンローストよりも長い。

（５）ココアは、カカオマスからココアバターを取り除いて製造される。

問題３９　食用油脂についての記述である。**誤っているもの**を一つ選びなさい。

（１）エゴマ油には、α - リノレン酸が 60% 程度含まれる。

（２）キャノーラ油には、エルカ酸（エルシン酸）が 40% 程度含まれる。

（３）ラードは、酸化されにくいため揚げ油に多用される。

（４）オリーブ油には、オレイン酸が 70% 程度含まれる。

（５）ヤシ油は、飽和脂肪酸を主要構成脂肪酸とする。

調理学に関する科目

問題４０　野菜の調理についての記述である。**誤っているもの**を一つ選びなさい。

（１）野菜を2%食塩水に浸漬すると、脱水する。

（２）野菜を加熱調理すると、浸透圧により調味される。

（３）赤カブを酢漬けにすると、赤色を呈する。

（４）ワラビをアク抜きするには、重曹などを用いる。

（５）大根を2%食塩水で煮ると、水煮よりもやわらかくなる。

問題４１　煮物についての記述である。**誤っているもの**を一つ選びなさい。

（１）煮魚は、落し蓋をすると煮崩れしにくい。

（２）圧力鍋を用いると、加熱温度は120℃前後に上昇する。

（３）煮汁の対流によって、調味される。

（４）いんげんまめは、吸水させずに加熱することができる。

（５）含め煮では、煮汁の量は十分に必要である。

問題４２　加熱機器・器具についての記述である。**正しいもの**を一つ選びなさい。

（１）ステンレスの熱伝導率は、アルミニウムより高い。

（２）電子レンジは、磁力線を利用した機器である。

（３）都市ガスは、プロパンガスよりも発熱量が大きい。

（４）電磁調理器は、熱効率が高い。

（５）強制対流式オーブンは、自然対流式オーブンよりも調理時間がかかる。

問題４３　小麦粉のグルテン形成についての記述である。**正しいもの**を一つ選びなさい。

（１）砂糖を添加すると、促進される。

（２）油脂を添加すると、促進される。

（３）食塩を添加すると、抑制される。

（４）70℃以上の水の添加は、促進する。

（５）加水後の適度な混ねつは、促進する

問題４４　減塩調理の工夫についての記述である。**誤っているもの**を一つ選びなさい。

（１）だしのうま味を強めて調味する。

（２）塩味の代わりに、食酢の酸味を利用する。

（３）食卓でのしょうゆは、白しょうゆを使う。

（４）しそなどの香りの強い野菜で、味にアクセントをつける。

（５）揚げ物などは、油の風味で、塩味のものたりなさを補う。

問題４５　食肉の調理についての記述である。**正しいもの**を一つ選びなさい。

（１）すき焼きの肉は、こんにゃくのカルシウムでかたくなる。

（２）ひき肉には、もも・すねなどの結合組織の少ない肉を利用する。

（３）食肉をマリネにすると、肉質がかたくなる。

（４）ウェルダンのステーキの中心部の色は、淡赤色である。

（５）肉を煮込む前に炒めることで、肉のエキス分が溶け出しやすくなる。

問題４６　米の吸水についての記述である。**正しいものの組合せを一つ選びなさい。**

　　　a．しょうゆは、うるち米の吸水を妨げる。

　　　b．もち米の吸水率は、うるち米の吸水率より低い。

　　　c．うるち米の吸水率は、約２時間で平衡になる。

　　　d．うるち米の吸水速度は、水温が低いほど速い。

　　（１）ａとｂ　　（２）ａとｃ　　（３）ｂとｃ　　（４）ｂとｄ　　（５）ｃとｄ

食品の流通・消費に関する科目

問題４７　我が国のトレーサビリティについての記述である。**正しいものの組合せ**を一つ選び
　　　　　なさい。

　a．牛海綿状脳症発症を契機に、2003 年に牛トレーサビリティ法がつくられた。
　b．高病原性鳥インフルエンザ流行を契機に、2004 年に鳥トレーサビリティ法がつくられた。
　c．事故米不正転売を契機に、2009 年に米トレーサビリティ法がつくられた。
　d．豚コレラ発症を契機に、2018 年に豚トレーサビリティ法がつくられた。

　　（１）aとb　　（２）aとc　　（３）aとd　　（４）bとc　　（５）cとd

問題４８　食料消費と環境問題についての記述である。**誤っているもの**を一つ選びなさい。

　（１）リデュースとは、廃棄物の発生を抑制し省資源化を進めることである。
　（２）フード・マイレージは、輸入食料の輸送量に輸送距離を乗じたものである。
　（３）CFP（Carbon Footprint of Products）は、2006 年にイギリスから始まった。
　（４）バーチャルウォーターとは、輸入国で対象の牛が直接飲んだ水の量を推定したものである。
　（５）廃棄される食品は、飼料や肥料などに回った食品を含め、すべて食品ロスである。

問題４９　近年の卸売市場についての記述である。**正しいもの**を一つ選びなさい。

　（１）野菜類の流通は、6 ～ 7 割が卸売市場を経由している。
　（２）鶏卵の流通は、農協などが生産者から集荷した後、卸売市場に出荷される。
　（３）果実類の流通は、2 ～ 3 割が卸売市場を経由している。
　（４）国内で水揚げされた漁獲物は、一般的に、出荷業者によって直接、消費地卸売市場に出
　　　　荷される。
　（５）卸売市場の取引は、依然として、セリや入札による取引の割合が高い。

問題５０　マーケティングの理論についての記述である。**正しいもの**を一つ選びなさい。

（１）近年は、プッシュ戦略よりもプル戦略が優先される。

（２）カスタマー・インサイトの目的は、インターネットで顧客のニーズや心理を探ることである。

（３）PB（Private Brand）商品は、主として食品製造業者が企画・開発した商品である。

（４）ロジスティクスとは、物の流れに重点をおいた物流のことである。

（５）マーケティングとは、20世紀初頭にアメリカで生まれた市場創造に関する考え方・技術である。

問題５１　食品の流通についての記述である。**誤っているもの**を一つ選びなさい。

（１）総合商社は、近年、バリューチェーンを強化し、川下産業にも進出している。

（２）市場外流通は、卸売市場流通を補完する流通システムで、一定の存在意義がある。

（３）流通は、生産者と消費者を結びつける一連の活動である。

（４）産地直送は、6次産業化にもつながる流通システムである。

（５）大手スーパーマーケットでは、PB（Private Brand）商品の開発や販売を充実させている。

問題５２　中食の業態、惣菜の定義（日本惣菜協会）についての記述である。**誤っているもの**を一つ選びなさい。

（１）中食の業態は、「専門店・他」「百貨店」「総合スーパー」「食品スーパー」「コンビニエンスストア」の5つに分類される。

（２）料理品は、中食に分類される。

（３）移動販売による惣菜は、中食に含まれない。

（４）惣菜には、弁当、サンドイッチ、お好み焼き、たこ焼きが含まれる。

（５）精肉店は、中食の業態にも含まれる。

問題５３　高齢化と少子化社会における食市場についての記述である。**誤っているもの**を一つ
　　　　　選びなさい。

（１）健康食品市場は、高齢者の健康維持・健康長寿への関心の高まりにともない拡大している。

（２）介護食品市場は、高齢者人口の増加を背景に拡大している。

（３）ベビーフード（離乳食）市場は、働く女性の増加、少子化が進むなかで縮小しつつある。

（４）健康食品には、法律上の定義はない。

（５）食品宅配市場は、高齢者世帯の増加を背景に拡大している。

フードコーディネート論

問題５４ 食卓のコーディネートについての記述である。**正しいものを一つ選びなさい。**

（1）膳組みとは、日本料理の献立のことである。

（2）アンダークロスとは、ランチョンマットのことである。

（3）位置皿左側にセッティングするフォークは３本を超えては並べない。

（4）ナイフ・フォークレストは、フォーマルな場合にだけ使う。

（5）中国料理では、装飾価値の高い食器を使うため、テーブルクロスを必ず使用する。

問題５５ 西洋料理のサービスとマナーについての記述である。**正しいものを一つ選びなさい。**

（1）料理は、右手側前からナイフを入れて、一口大に切りながら食べる。

（2）フィンガーボールで指先を洗った後、指先はナプキンでふく。

（3）ホスト側がテーブルの中心に座るのは、英米式着席スタイルである。

（4）一般に、料理やスープ、飲み物を供するサービスは、すべて客の右側から行う。

（5）ブッフェスタイルでは、メインテーブルの料理の並べ方には、決まりはない。

問題５６ レストラン起業における店舗選定についての記述である。**正しいものを一つ選びなさい。**

（1）居抜物件とは、店舗の造作物・設備等を取り払った状態の物件のことである。

（2）礼金とは、入居時に物件の所有者に支払うもので、撤退時には返却される。

（3）賃貸料は、地域、立地によって差があるが、同じビルであれば１階、２階の家賃は同じである。

（4）管理費は、「共益費」ともいわれ、月額固定で支払う維持管理費用のことである。

（5）保証金は、家賃の３か月、６か月など物件によりさまざまであるが、必ず設定されている費用である。

問題５７　西洋料理様式についての記述である。**正しいもの**を一つ選びなさい。

（１）世界の公式行事の正餐（せいさん）（ディナー）は、イタリア料理様式のメニューが用いられる。

（２）フランス式朝食は、パンとコーヒーだけの簡素な内容である。

（３）フランス料理のクリーム状のスープのことを、ポタージュクレールという。

（４）イタリア料理では、セコンド・ピアットとしてパスタ、リゾットなどが出される。

（５）イタリア料理では、前菜のことをオードブルという。

問題５８　エスニック料理についての記述である。**正しいもの**を一つ選びなさい。

（１）韓国料理の代表的なものに、生春巻がある。

（２）タイ料理の代表的なものに、タンドリーチキンがある。

（３）ベトナム料理は、ごま油を多用する。

（４）インド料理は、ナンプラー、レモングラス、ライム、とうがらしなどを多用する。

（５）インドネシア料理の代表的なものに、ナシゴレンがある。

問題５９　食物を提供するための食空間のレイアウトについての記述である。**誤っているもの**を一つ選びなさい。

（１）食空間は、人間・食・空間の３要素から成り立つ。

（２）宅配食では、配送用の駐車スペースを配置する。

（３）１人が荷物を持って通るには、80 cm ほどのスペースが必要である。

（４）消防法では、客席面積による通路の幅が規制されている。

（５）人の大きさと人の動きから決まる寸法のことを、モジュールという。

問題６０　メニュー方式とメニューの種類についての記述である。**正しいもの**を一つ選びなさい。

（１）ア・ラ・カルトとは、料理長おまかせコースのことである。

（２）プリフィクスとは、料理内容がすべて決められている。

（３）メニューの記述方法には、複数ページを持つメニューカードがある。

（４）グランドメニューは、定番メニューのことである。

（５）営業時間によって変わるメニューを、フェアメニューという。

フードスペシャリスト資格認定試験 分野別過去問題

1 フードスペシャリスト論

●令和4年度 (第24回)

問題1 フードスペシャリストが備えるべき能力や期待される役割についての記述である。**正しいもの**を一つ選びなさい。
(1) 健康的な食生活の普及・啓発は栄養士の業務であるので，関与することはない。
(2) 食品関連の法令や表示制度は難解であるので，概要を理解できていればよい。
(3) 食育推進の多くの分野で，指導的役割を担える能力を備えていることが求められる。
(4) 倫理的な配慮よりも，従事する食産業の発展に寄与することを最優先する。
(5) 食品廃棄物の低減や食料自給率の向上に関心を持つことまでは，求められていない。

問題2 人類と食物獲得の歴史についての記述である。**誤っているもの**を一つ選びなさい。難
(1) 人類史の大部分は，狩猟採集の時代である。
(2) 地球温暖化による海面上昇で平野部が縮小して食物が不足したことが，農耕を始める契機となったとされる。
(3) 牧畜は，人類が農耕を始めるとほぼ同時に起こったとされる。
(4) 中国大陸の長江流域で水稲栽培が始まり，その後，焼き畑による陸稲栽培も行われるようになった。
(5) 飢饉や飢餓は，人類が1万年前に農耕を始めてから本格化した。

問題3 世界の食文化についての記述である。**正しいも**のを一つ選びなさい。

(1) 手食は，食中毒の原因になるなど衛生的に問題があるためほとんど行われなくなった。
(2) 箸と匙はそのどちらかを使うことが多く，日常的に併用されることはない。
(3) ナイフ・フォーク・スプーンはセットで使用されることが多いが，それぞれの食具としての歴史は大きく異なっている。
(4) 菜食主義(ベジタリアン)とは，宗教上の理由による場合に限って使用される呼称である。
(5) 仏教による肉食を避ける禁忌により，日本の寺院では肉や魚を使わない懐石料理が発達した。

問題4 内食・中食・外食についての記述である。**正しいもの**を一つ選びなさい。
(1) 市販の弁当を購入して，学校で食べるのは外食である。
(2) 寿司をテイクアウトして，家で食べるのは内食である。
(3) レストランで，ピザを食べるのは中食である。
(4) 自宅で調理した弁当を，公園で食べるのは外食である。
(5) コーヒーショップで購入したサンドイッチを，職場で食べるのは中食である。

問題5 食品産業の変遷についての記述である。**誤っているもの**を一つ選びなさい。
(1) 戦後から1960年代ごろまでは，主に内食産業が中心であった。
(2) 持ち帰り弁当チェーン店の展開が1980年代に本格化し，現在の中食産業のもととなった。
(3) 外食産業の市場規模は，1990年代でピークとなり

その後は伸びが鈍化し成熟段階にある。

(4) 食料品を専門に扱うスーパーマーケットは，2000年代に台頭した。

(5) 近年，ネットスーパーやインターネット宅配による食品販売への需要が高まっている。

問題6 特定保健用食品についての記述である。**正しいもの**を一つ選びなさい。

(1) 特定保健用食品は，特別用途食品に含まれる。

(2) 特定保健用食品許可マークは一つである。

(3) 規格基準型の特定保健用食品でも，消費者庁の個別審査を受けなければならない。

(4) 疾病リスク低減表示として許可されているのは，カルシウムと骨の健康のみである。

(5) 1日当たりの摂取目安量は個人差があるので，表示すべき事項となっていない。

● 令和3年度 (第23回)

問題1 フードスペシャリストの業務についての記述である。**誤っているもの**を一つ選びなさい。

(1) スーパーマーケットで，食品に対する購買者からのクレームに対処する。

(2) 小学校で，生徒に肥満防止のための食生活について栄養指導を行う。

(3) 市民センターで，住民に食事バランスガイドに基づいたメニューを紹介する。

(4) 食品工場で，製品の成分分析や官能評価などにより出荷管理を行う。

(5) レストランで，調理師に新しい食材やその利用法について提案する。

問題2 食料と人類史についての記述である。**誤っているもの**を一つ選びなさい。

(1) 新大陸農耕文化は，中南米で始まったとうもろこしやじゃがいもを栽培する農耕文化である。

(2) 人類は雑食性であるにもかかわらず肉食動物のようなコンパクトな消化器をもつのは，加熱調理をするようになったからとされる。

(3) 食用作物を栽培する農耕が始まったことで，人口が飛躍的に増大した。

(4) 牧畜は，人類の定住化や農耕よりもはるか以前に始まった。

(5) 狩猟採集時代には，感染症の大規模な蔓延もなく，微量栄養素の欠乏症もほとんど発生しなかったとされる。

問題3 世界の食作法や食の禁忌についての記述である。**正しいものの組合せ**を一つ選びなさい。

a．食作法とは，用いる食具や食べ方をいい，料理の形状や食事様式，宗教などと深い関係がある。

b．欧州でナイフ・フォーク食が一般に広まったのは，ルネッサンス期の15世紀といわれる。

c．宗教により特定の食物を食べてはいけないとする禁忌があるが，キリスト教には，宗派によらず禁忌とされる食物はない。

d．動物性食品を避ける菜食主義には，宗教上の理由のほかに，健康維持や環境保護，動物愛護などの理由もある。

(1) aとb　　(2) aとc　　(3) aとd
(4) bとc　　(5) cとd

問題4 日本の雑煮文化圏についての記述である。**正しいもの**を一つ選びなさい。

(1) 東日本では，主に白味噌仕立てである。

(2) 西日本では，主に丸餅が用いられる。

(3) 東北地方では，主に餡餅が用いられる。

(4) 関西地方では，主に澄まし仕立てである。

(5) 角餅は，家族円満という縁起をかついで用いられる。

問題5 食料需給と環境問題についての記述である。**正しいもの**を一つ選びなさい。

(1) 食料需給表は，毎年，厚生労働省が公表している。

(2) 日本の近年の穀物自給率では，米と小麦の自給率が高い。

(3) フード・マイレージは，エネルギー消費と直結するため，環境への負荷の指標として用いられる。

(4) バーチャルウォーターとは，農業におけるバーチャル技術を駆使した農業用水のことである。

(5) 循環型社会におけるリデュース（Reduce）とは，再利用のことを表す。

問題6 機能性表示食品についての記述である。**誤っているもの**を一つ選びなさい。

(1) 安全性および機能性に関する科学的根拠があれば，届出だけで表示できる。

(2) 特定保健用食品，栄養機能食品とともに，保健機能食品に分類される。

(3) 容器包装に入れられた加工食品が対象で，生鮮食品は対象外である。

(4) 1日当たりの摂取目安量を表示しなければならない。

(5) アルコール飲料や栄養素の過剰摂取につながる食

品には適用できない。

●令和2年度 (第22回)

問題1　フードスペシャリストの業務についての記述である。**誤っているもの**を一つ選びなさい。

(1)　食品開発の分野では，新しい加工食品の原材料や加工法を考案する。

(2)　食品製造の分野では，製品の成分検査や官能評価による品質管理を行う。

(3)　販売の分野では，食品の衛生管理や商品陳列のレイアウトの助言を行う。

(4)　飲食提供の分野では，調理担当者に新しいメニューなどを提案する。

(5)　食育の分野では，生活習慣病の予防や快復のための栄養指導を行う。

問題2　人類史と食料についての記述である。**正しいもの**の組合せを一つ選びなさい。

a.　約500万年前に出現して以来の人類の歴史の約85％は，狩猟採集の時代である。

b.　狩猟採集時代には，栄養的な偏りもあり，感染症が頻発していた。

c.　火を用いた調理を行うことにより，雑食性の人類の消化器官が比較的短くなった。

d.　牧畜は，人類の定住や農耕の開始とほぼ同じ頃に起こったと考えられている。

(1)　aとb　　(2)　aとc　　(3)　bとc

(4)　bとd　　(5)　cとd

問題3　世界の食法や食事情についての記述である。**正しいもの**を一つ選びなさい。

(1)　食の禁忌 (タブー) は，屠殺・肉食に関することが多いが，野菜や飲料に関するものもある。

(2)　現代の各国の食事情において，各地域の主要な農耕文化の影響は，もはや全く見られなくなっている。

(3)　中東地域は，イスラム教徒が多いため，豚肉を中心とした食事をしている。

(4)　食具の導入は，主に食材や料理の形状などに起因し，宗教や精神文化とはあまり関係しない。

(5)　手食の基本は，左手のみを使うことである。

問題4　食の地域性についての記述である。**正しいもの**を一つ選びなさい。　やや難

(1)　大阪の伝統野菜には，賀茂なす，聖護院だいこんがある。

(2)　九州や四国，中国の一部では，豆味噌が普及している

(3)　愛知県碧南は，淡口醤油（うすくち）の発祥地である。

(4)　関西では，うなぎは背開きにする。

(5)　東京の郷土料理として，深川飯やくさやがある。

問題5　カロリーベースの食料自給率についての記述である。**正しいもの**を一つ選びなさい。

(1)　都道府県別の食料自給率は，沖縄がもっとも低い。

(2)　小麦やとうもろこしなどの穀類の生産量の多い国は，食料自給率が高い。

(3)　ドイツの食料自給率は，フランスよりも高い。

(4)　日本の食料自給率は，50％を超えている。

(5)　日本では，小麦の自給率は高いが，米の自給率は低い。

問題6　食品の表示制度についての記述である。**正しいもの**の組合せを一つ選びなさい。

a.　食品表示には，義務表示，推奨表示，任意表示がある。

b.　疾病リスク低減表示ができる特定保健用食品の成分は，カルシウムだけである。

c.　食品表示法の表示に関する規定は，食品衛生法とJAS法の2つで定められていた規定を統合したものである。

d.　食品表示法における食品表示基準の構成は，「加工食品」，「生鮮食品」，「食品添加物」の3区分である。

(1)　aとb　　(2)　aとc　　(3)　aとd

(4)　bとc　　(5)　cとd

●令和元年度 (第21回)

問題1　フードスペシャリストの業務についての記述である。**誤っているもの**を一つ選びなさい。

(1)　食品製造施設に立ち入り，施設や設備の衛生状況について監視や指導を行う。

(2)　食品開発の分野で，新製品開発のための市場調査を行う。

(3)　食品流通の分野で，成分検査や官能評価により品質管理を行う。

(4)　食品スーパーで，顧客のニーズに合わせた食品の調理法について助言する。

(5)　飲食店で，従業員に食材の栄養成分や食文化について情報提供する。

問題2　食料と人類史についての記述である。**正しいもの**の組合せを一つ選びなさい。

a.　約500万年前に出現した人類の歴史の約70％は，

狩猟採集の時代である。

b．牧畜は，人類の定住や農耕の開始とほぼ同時期に始まったと考えられている。

c．火を用いた加熱調理は，人類が農耕を始めた以降に獲得したものである。

d．農耕牧畜以降，人口密度が増加し，狩猟採集時代に少なかった感染症蔓延や飢饉が本格化した。

(1) aとb　(2) aとc　(3) bとc

(4) bとd　(5) cとd

問題3　日本の郷土料理についての記述である。**正しい**ものを一つ選びなさい。

(1) 精進料理は，ヨーロッパから伝わった。

(2) カステラは，中国から伝わり独自に発展した。

(3) 上方料理は，北前船のこんぶが重宝され，普茶料理へ発展した。

(4) 江戸料理には，江戸前を利用した刺身や握りずしなどがある。

(5) 関西の雑煮は，澄まし仕立てで角餅が用いられる。

問題4　現代日本の食生活についての記述である。**誤っている**ものを一つ選びなさい。

(1) 共食は，家族・近親者・地域集団などの人間関係の繋がりを強める機会となる。

(2) 中食等の割合の増加に伴い，共食は減少傾向にある。

(3) 子食とは，子どものように少ない量しか食べない状況をいう。

(4) 個食とは，家族と食卓を囲むが，一人だけ，あるいは銘々が異なる料理を食べる状況をいう。

(5) 孤食とは，一人暮らしで，あるいは家族が居ながら共食できずに一人で食べる状況をいう。

問題5　食品産業についての記述である。**正しいもの**を一つ選びなさい。

(1) 人口が増加せず，消費量もこれ以上増加が見込めない状況を市場の老化という。

(2) 食品製造業は製造業全体の40％を占める。

(3) 食品製造業は，農作物などの原料を加工し，貯蔵性などの付加価値をつけ，販売している。

(4) 生鮮品は，卸売市場の存在により，市場に出荷される量が変化しても安定した価格を保てる。

(5) 食料品の購入などに不便や苦労を感じる買い物難民は，過疎地域のみで起きている問題である。

問題6　食品表示制度についての記述である。**誤っている**ものを一つ選びなさい。　やや難

(1) JAS法は，JAS規格制度と品質表示基準制度の2つの制度からなる。

(2) 特別用途食品制度は，健康増進法で定められている。

(3) 食品表示基準は，食品表示法で定められている。

(4) 食品添加物の定義は，食品衛生法で定められている。

(5) 栄養強調表示の表示基準は，コーデックスガイドラインに準拠している。

●平成30年度（第20回）

問題1　フードスペシャリストの業務についての記述である。**誤っている**ものを一つ選びなさい。

(1) 食品製造工場で，食品の成分検査や官能評価などを行う。

(2) 新製品の開発のために，食品市場の需給調査や情報収集を行う。

(3) 食生活指針や食事バランスガイドなどに基づいて，健康的な食生活の普及や啓発を行う。

(4) スーパーマーケットで，食品の衛生管理や食品の陳列について助言する。

(5) 小学校で，食物アレルギー，肥満，偏食などの児童生徒に食に関する個別指導を行う。

問題2　世界の食作法や食のタブーについての記述である。**誤っている**ものを一つ選びなさい。

(1) 人類はもともと手食であるが，現在の手食の割合は10％程度である。

(2) ヨーロッパでナイフ・フォーク・スプーン食が一般に広まったのは，18世紀以降である。

(3) 特定の食べ物を日常的あるいはある時期食べないと厳格に定めていることを，禁忌という。

(4) 菜食主義（ベジタリアン）の理由には，宗教のほか，健康や動物愛護，環境保護などもある。

(5) 食習慣のなかで栄養が補われており，食のタブーが原因で栄養失調になった事実は知られていない。

問題3　日本の食物史についての記述である。**正しいも**のを一つ選びなさい。

(1) 飛鳥時代には，姫飯と呼ばれる固粥（飯）が一般化していた。

(2) 奈良時代には，乳製品の始まりといわれている蘇が渡来した。

(3) 鎌倉時代には，精白米の利用が進み脚気患者が多く発生した。

(4) 室町時代には，米を原料とした酒がつくられるよ

うになった。

(5) 江戸時代には，そば粉につなぎを入れたそば切り
が普及した。

問題4　現代日本の食生活についての記述である。正し
いものの組合せを一つ選びなさい。

a．農業技術や水産物の養殖技術などの発達により，
食材の周年化が起きている。

b．食料消費支出に占める食の外部化率は，2010（平
成22）年以降減少傾向である。

c．外食の原型は，室町時代に出現した飯屋といわれ
ている。

d．米の消費量は，50年前に比べてほぼ半減している。

(1)　aとb　　(2)　aとc　　(3)　aとd

(4)　bとc　　(5)　bとd

問題5　環境と食についての記述である。**誤っているも
の**を一つ選びなさい。

(1)　フードバンクは，食料をその地域で自給すること
を示す言葉として使用されている。

(2)　過度な鮮度志向は，食品ロスを増やす要因となっ
ている。

(3)　バーチャルウォーターは，輸入食品を消費地でつ
くった場合の水の必要量を表している。

(4)　スローフードには，伝統的な食文化の継承といっ
た要素も含まれている。

(5)　高温多湿の日本の風土は，コウジカビを利用した
発酵食品の製造に適している。

問題6　加工食品の表示についての記述である。**誤って
いるもの**を一つ選びなさい。

(1)　消費期限または賞味期限は，義務表示である。

(2)　輸入品には，原産国の表示が義務付けられている。

(3)　アスパルテームを含む食品には，L-フェニルアラ
ニン化合物を含む旨の表示が推奨されている。

(4)　大豆（遺伝子組換えでない）の表示は，任意表示
である。

(5)　アレルギー表示における特定原材料は，えび，
かに，卵，乳，小麦，そば，らっかせいの7品目で
ある。

2 食品の官能評価・鑑別論

問題7 官能評価の外部的条件についての記述である。**正しいもの**を一つ選びなさい。

(1) 液体は、唾液による緩衝作用の影響を受けるように少量を提示する。

(2) 円卓法は、室内をブースと呼ぶ小部屋に仕切る方法である。

(3) 官能評価室は、室温20～23℃、湿度50～60%が望ましい。

(4) 官能評価室では、音の配慮は必要ない。

(5) オープンパネル法は、パネリストが他人の影響を受けないで判断を下す方法である。

問題8 官能評価の手法についての記述である。**正しいもの**の組合せを一つ選びなさい。

a. 2点比較法は、2種類の試料の属性や嗜好の差を見出す方法である。

b. SD法は、試料の特性を描写して記録する方法である。

c. 3点識別試験法は、3種類の試料の属性や嗜好の差を見出す方法である。

d. 評点法では、試料間の差を相対的にしか評価できない。

(1) aとb　(2) aとc　(3) aとd
(4) bとc　(5) cとd

問題9 分散系についての記述である。**誤っているもの**を一つ選びなさい。

(1) マーガリンは、油中水滴型エマルションである。

(2) 抹茶は、サスペンションである。

(3) でんぷんは、代表的なゲル化剤の一つである。

(4) 寒天ゲルは、熱可逆性のゲルである。

(5) ゾルは、流動性を失った状態である。

問題10 米についての記述である。**誤っているもの**を一つ選びなさい。**難**

(1) 食味ランキングは、6項目で評価される。

(2) 食味計でおいしさを決定する成分は、とくにアミロース、たんぱく質含量である。

(3) 籾貯蔵より精米貯蔵は、品質保持貯蔵性が劣る。

(4) 低温貯蔵は、温度10～15℃、相対湿度70～80%で一般的に行われている。

(5) 冷凍貯蔵(-40～-60℃)は、品質を損なう。

問題11 いも類についての記述である。**誤っているもの**を一つ選びなさい。

(1) さつまいもは、緩慢な加熱中に甘味が増加する。

(2) じゃがいもは、発芽抑制のためにガンマ線照射の利用が認められている。

(3) さといもの石川早生は、子いも用の品種である。

(4) こんにゃくいもの主成分は、酸によりゲル化する。

(5) キャッサバは、タピオカパールの原料に用いられる。

問題12 豆類とその加工品についての記述である。**誤っているもの**を一つ選びなさい。

(1) ポークビーンズは、いんげんまめなどを用いて製造される。

(2) あんは、あずき、いんげんまめ、えんどう、そらまめなどを用いて製造される。

(3) 豆乳は、大豆を用いて製造される。

(4) 甘納豆は、主にりょくとうを用いて製造される。

(5) フライビーンズは、そらまめ、えんどうなどを用いて製造される。

問題13 魚介類の加工品についての記述である。**正しいもの**の組合せを一つ選びなさい。**やや難**

a. くさやは、素干し品である。

b. しょっつるは、はたはたを原料とする魚しょうゆである。

c. すじこは、にしんの卵を塩蔵したものである。

d. かつお節は、かつおを煮熟、焙乾後、カビづけした製品である。

(1) aとb　(2) aとc　(3) aとd
(4) bとc　(5) bとd

問題14 鶏卵の鮮度についての記述である。**正しいもの**を一つ選びなさい。

(1) 保存中に水分が放出されると、比重が重くなる。

(2) 保存中に二酸化炭素が放出されると、卵白のpHが下がる。

(3) 時間の経過とともに濃厚卵白の高さが低下する。

(4) 鮮度が低下すると、卵黄係数が高くなる。

(5) 賞味期限の表示が義務づけられていない。

問題15　醸造食品についての記述である。**誤っているも**のを一つ選びなさい。

(1)　濃口しょうゆは、ほぼ等量の大豆と小麦を原料に醸造したものである。

(2)　淡口しょうゆは、濃口しょうゆよりも塩分濃度が低い。

(3)　醸造酢は、酢酸菌を用いた発酵により製造される。

(4)　豆味噌は、大豆だけでつくられる味噌で代表的なものに八丁味噌がある。

(5)　赤味噌は、白味噌よりも熟成期間が長いのが一般的である。

●令和3年度 (第23回)

問題7　官能評価についての記述である。**正しいもの**を一つ選びなさい。 やや難

(1)　評価者には、1回のテストで多くの試料を提供する。

(2)　評価用紙には、試料に関する情報をできるだけ多く記載しておく。

(3)　液体試料は、唾液による緩衝作用を受けられる量を口に入れてもらう。

(4)　濃度差をみるテストの試料は、認知閾以上の濃度で、弁別閾以上の濃度差をつける。

(5)　試料間で口中をあらためるには、水などの液体を用い、固形物は使用してはいけない。

問題8　官能評価の手法についての記述である。**誤っているもの**を一つ選びなさい。 やや難

(1)　3点識別試験法は、試料A、Bが区別できるかを知りたいときに使われる。

(2)　一対比較法は、t個の試料を2個ずつ組み合わせて提示し、特性の強弱を判断させる方法である。

(3)　2点嗜好試験法では、試料の客観的順位は存在しない。

(4)　順位法では、試料間の差を判定することはできない。

(5)　記述法は、相反する対象語を尺度の両端に配置して、試料の特性を記述する方法である。

問題9　食品の状態についての記述である。**誤っている**ものを一つ選びなさい。

(1)　牛乳は、分散媒が水、分散相が油の水中油滴型エマルションである。

(2)　マーガリンは、分散媒が油、分散相が水の油中水滴型エマルションである。

(3)　マヨネーズは、分散媒が油、分散相が水の油中水滴型エマルションである。

(4)　味噌汁は、分散媒が液体、分散相が固体のサスペンションである。

(5)　ソフトクリームは、分散媒が液体、分散相が気体の泡である。

問題10　米粉加工品についての記述である。**誤っている**ものを一つ選びなさい。

(1)　上新粉は、うるち米を水洗いし乾燥後、粉砕して製造した米粉である。

(2)　白玉粉は、もち米を水に浸漬し、水挽きしたものを乾燥した米粉である。

(3)　道明寺粉は、うるち米を水に浸漬後、水切りしてから蒸し、乾燥後、製粉したものである。

(4)　ビーフンは、インディカ米を水挽きし蒸煮したものを押し出し機でめん状に成形したものである。

(5)　せんべいは、主にうるち米を原料として製造される米菓の一種である。

問題11　豆類とその加工品についての記述である。**誤っているもの**を一つ選びなさい。 やや難

(1)　エダマメは、大豆種子が未熟で緑色のうちに収穫したものである。

(2)　充填豆腐は、豆乳に凝固剤を加えてつくった凝固物を圧搾成形したものである。

(3)　生餡は、豆を煮てすりつぶし、水でさらしたものである。

(4)　緑豆は、はるさめの製造に用いられる。

(5)　フライビーンズは、主にソラマメを用いて製造される。

問題12　果実についての記述である。**誤っているもの**を一つ選びなさい。

(1)　西洋ナシは、収穫後1週間程度の追熟が必要である。

(2)　早生ミカンは、皮が薄く、酸の抜けも早い。

(3)　バナナは、非クライマクテリック型果実である。

(4)　マスクメロンは、ネットメロンの一種である。

(5)　マンゴーは、ウルシ科の植物で、過敏な人はかぶれる恐れがある。

問題13　肉類とその加工品についての記述である。**誤っているもの**を一つ選びなさい。

(1)　ボンレスハムは、ばら肉を塩漬け後、くん煙、ボイルしてつくられる。

(2)　コラーゲンは、水を加えて長く加熱すると、ゼラチンになる。

(3) フランクフルトソーセージには，豚腸が使われる。

(4) 馬肉は，馬刺しとして生食も行われる。

(5) 羊肉は，脂肪の融点が高いので冷食には適さない。

問題14 乳と乳製品についての記述である。**正しいもの**を一つ選びなさい。 やや難

(1) 加工乳，乳飲料には，牛乳という名称が使える。

(2) LL牛乳は，HTST処理した牛乳を無菌的に充填したものである。

(3) ロックフォールチーズは，羊乳を青かびで熟成させたチーズである。

(4) エバミルクは，コンデンスミルクより保存性がよい。

(5) 全脂粉乳は，脱脂粉乳より保存性がよい。

問題15 油脂についての記述である。**正しいものの組合せ**を一つ選びなさい。 やや難

a．サラダ油は，ウィンタリング処理で析出する成分を除去してつくられる。

b．ラードは，牛の体脂を精製してつくられる。

c．ナタネ油は，主にエルカ酸含量の少ないキャノーラ種からつくられる。

d．ファットスプレッドは，硬化油に窒素ガスを練り込んでつくられる。

(1) aとb　　(2) aとc　　(3) aとd

(4) bとc　　(5) cとd

●令和2年度 (第22回)

問題7 官能評価の実施条件についての記述である。**誤っているもの**を一つ選びなさい。

(1) パネリストごとに，試食順のバランスを取ることが必要である。

(2) 液体試料は，唾液による緩衝作用の影響を受けないためにわずかな量を摂取するのがよい。

(3) テスト時間は，空腹でも満腹でもない午前10時または午後2時ごろがよい。

(4) 試料の容器は，基本的に白色で模様がなく，パネリスト全員が同じ容器を使うのがよい。

(5) 試料温度は，その食べ物を実際に食べる時の温度で試食するのが望ましい。

問題8 官能評価室についての記述である。**正しいもの**を一つ選びなさい。 やや難

(1) 官能評価室の適切な湿度は，80％を上限にする。

(2) 室内をブースで仕切り他人の影響を受けない環境で評価することを，オープンパネル法という。

(3) 色を比較する評価の場合，検査台の明るさを1000ルクスに調整する。

(4) 換気扇は騒音の原因となるので，使用しない。

(5) 室温は，10〜30℃の範囲で季節によって調整する。

問題9 レオロジーと食品についての組合せである。**誤っているもの**を一つ選びなさい。

(1) 凝集性が大きい ——— ビーフステーキ

(2) ニュートン流体 ——— 酒，シロップ，水

(3) 付着性が大きい ——— 餅

(4) チキソトロピー ——— サラダ油

(5) 曳糸性がある ——— すりおろした山芋

問題10 小麦粉についての記述である。**誤っているもの**を一つ選びなさい。

(1) デュラム小麦は，マカロニやスパゲッティの原料として利用される。

(2) 小麦粉のたんぱく質含量は，強力粉，中力粉，薄力粉の順で少なくなる。

(3) 品質等級の高い小麦粉は，灰分量が多い。

(4) 小麦粉の吸水率は，強力粉＞中力粉＞薄力粉の順である。

(5) 麩は，小麦粉のグルテンを取り出し，種々の副材料をまぜあわせ蒸しあげたものである。

問題11 豆についての記述である。**正しいものの組合せ**を一つ選びなさい。

a．納豆には糸引き納豆と寺納豆があるが，いずれも発酵食品である。

b．豆乳は，日本農林規格では，調整豆乳・豆乳飲料の2種に分類されている。

c．あずき（小豆）には，粒が小さい大納言あずきと，中粒の普通あずきがある。

d．赤色のささげは赤飯に用いられるほかに，あんの原料にも用いられている。

(1) aとb　　(2) aとd　　(3) bとc

(4) bとd　　(5) cとd

問題12 果実とその加工品についての記述である。**誤っているもの**を一つ選びなさい。

(1) 渋柿は，脱渋するか，干し柿にして利用する。

(2) マンゴーは，低温（7〜8℃）では，低温障害を起こす。

(3) 輸入されたバナナは，エチレンガスで追熟されている。

(4) すいかの規格は，果形，熟度適正，空洞の有無等により格付けしている。

(5)　アボカドは，他の果実と比較して脂質含量が低い。

問題13　肉類についての記述である。**正しいものの組合せを一つ選びなさい。** やや難

a．馬肉はほとんどが，国内産である。

b．牛肉には，生産情報公表JASがある。

c．SPF豚は，特定の疾病に汚染されていない豚である。

d．地鳥は，在来種由来の血を25％受け継いだ鶏である。

(1)　aとb　　(2)　aとc　　(3)　aとd
(4)　bとc　　(5)　cとd

問題14　鶏卵とその加工品についての記述である。**誤っているものを一つ選びなさい。**

(1)　特殊卵は，飼料中に強化したビタミンやミネラルが，卵白や卵黄に移行したものである。

(2)　鶏卵を貯蔵すると，二酸化炭素が放出され，卵白のpHが上昇する。

(3)　卵白は，60℃から固まり始め，80℃以上でかたくなる。

(4)　サイズがMS，Sのような小さい卵は，産卵初めの若鳥によるものが多い。

(5)　鶏卵の鮮度判定に使われるハウユニットは，卵黄の高さと卵重から計算する。

問題15　茶についての記述である。**誤っているものを一つ選びなさい。**

(1)　紅茶は，半発酵茶である。

(2)　玉露茶は，被覆して栽培した生葉を蒸熱して加工された不発酵茶の一つである。

(3)　茶のうま味は，テアニンが主体である。

(4)　煎茶を飲用する際は，70〜90℃でいれるのが一般的である。

(5)　ほうじ茶は，番茶や茎茶を強火で炒って製造したものである。

●令和元年度 (第21回)

問題7　官能評価のパネルの選定についての記述である。**誤っているものを一つ選びなさい。**

(1)　身体だけでなく，精神的にも健康であること。

(2)　集中力や協調性があり，慎重に行動し判断する性格であること。

(3)　官能評価に対して意欲があること。

(4)　評価対象の試料に対して公正，妥当な判断を下せること。

(5)　嗜好型パネルは，鋭敏な感度を持つこと。

問題8　官能評価についての記述である。**正しいものの組合せを一つ選びなさい。**

a．手法は，何を目的にするかにより慎重に選ぶ。

b．順位法は，訓練パネルで行う高度な方法である。

c．一対比較法は，対にした試料を比較する方法である。

d．評点法は，標準試料と比較して点数をつける方法である。

(1)　aとb　　(2)　aとc　　(3)　bとc
(4)　bとd　　(5)　cとd

問題9　分散系の分類と食品についての組合せである。**正しいものを一つ選びなさい。**

(1)　ゲル ——————— ポタージュ

(2)　エマルション ——— マヨネーズ

(3)　サスペンション ——— 牛乳

(4)　熱可逆性ゲル ——— こんにゃく

(5)　ゾル ——————— 水ようかん

問題10　食品の品質変化についての記述である。**誤っているものを一つ選びなさい。**

(1)　小麦粉は，吸湿すると品質が低下する。

(2)　ナッツ類は，脂質が酸化されると風味が低下する。

(3)　果実類は，蒸散，呼吸により品質が低下する。

(4)　魚は，鮮度が低下すると揮発性塩基窒素量が減少する。

(5)　卵は，鮮度が低下すると卵黄膜が弱化する。

問題11　野菜についての記述である。**誤っているものを一つ選びなさい。**

(1)　トマトは，果肉が厚く空洞がないものがよい。

(2)　きゅうりは，白いぼきゅうりが主流である。

(3)　ズッキーニは，きゅうりの一種である。

(4)　スプラウトは，野菜などの種子を発芽させたものである。

(5)　キャベツは，小型のグリーンボールの流通が多い。

問題12　肉類についての記述である。**正しいものの組合せを一つ選びなさい。**

a．馬肉のミオグロビン含量は，鶏肉に比べて低い。

b．和牛肉の90％以上が，黒毛和種である。

c．豚肉は，他の畜肉に比べて脂質やビタミンB$_1$の含量が高い。

d．生後1年未満の羊肉を，マトンという。

(1)　aとb　　(2)　aとc　　(3)　aとd

(4) bとc (5) cとd

問題13 鶏卵についての記述である。**正しいもの**を一つ
選びなさい。
(1) 鶏卵は，赤玉のほうが白玉より栄養価が高い。
(2) 卵黄係数は，卵黄の高さと卵重から算出する。
(3) 水様卵白は，鮮度低下に伴いpHが下がる。
(4) 卵黄の色は，飼料中のカロテノイド色素が移行し
たものである。
(5) 鶏卵（殻つき）の保存方法として，最も優れている
のは冷凍保存である。

問題14 乳製品についての記述である。**正しいものの組
合せ**を一つ選びなさい
a．ヨーグルトの製造には，乳酸菌が使われている。
b．脱脂粉乳は，生乳を濃縮乾燥したものである。
c．パルメザンチーズは，超硬質タイプの熟成チーズ
である。
d．アイスクリームの成分規格は，乳脂肪分3％以上，
無脂乳固形分10％以上である。
(1) aとb (2) aとc (3) aとd
(4) bとc (5) cとd

問題15 醸造食品についての記述である。**正しいもの**を
一つ選びなさい。
(1) 濃口醤油は，ほぼ等量の大豆と小麦を原料に醸造
したものである。
(2) 淡口醤油は，濃口醤油よりも塩分濃度が低い。
(3) 米酢は，米を原料にアルコール発酵を行い，その
後，乳酸発酵により製造したものである。
(4) バルサミコ酢は，北イタリアで伝統的な手法で製
造されているりんご酢の一種である。
(5) 通常，赤味噌は，白味噌よりも製造の際の熟成期
間が短いのが特徴である。

●平成30年度 (第20回)

問題7 官能評価についての記述である。**誤っているも
の**を一つ選びなさい。
(1) 個室法は，パネリストが他人の影響を受けないで
判断を下す方法である。
(2) 3点識別試験法では，位置効果によって中央に置
かれた試料が選ばれやすい。
(3) 実施に用いる容器は，パネリスト全員が同じ容器
を用いることが必要である。
(4) 提示順は，順序効果を避けるためパネリストごと
に試食順のバランスをとることが必要である。

(5) 液体の試食量は，唾液による影響を受けないため
に舌全面に広がらない程度の少量が望ましい。

問題8 官能評価の手法についての記述である。**誤って
いるもの**を一つ選びなさい。
(1) 一対比較法は，t個の試料を2個ずつ組合せて提
示し，ある特性の強弱を判断させる方法である。
(2) 1・2点比較法は，試料Aを提示しそのあとで試
料A，Bを提示して，どちらがAであるかを判断さ
せる方法である。
(3) 順位法は，複数個の試料の好ましさや刺激の強さ
などについて順位をつける方法である。
(4) 評点法は，試料A，B，Cを同時に提示し，その
なかから好ましい試料を一つ選ばせる方法である。
(5) SD法は，試料の特性を描写して記録する方法で
ある。

問題9 食品のレオロジーについての記述である。**誤っ
ているもの**を一つ選びなさい。
(1) 粘性とは，流動に対する抵抗の大きさを示す。
(2) ずり応力とは，液体が横方向に動くときの速度を
示す。
(3) 弾性とは，外力を加えると変形するが，その外力
を取り除くともとに戻る性質を示す。
(4) テクスチャーには，食感や口触りなどの口の中で
の食物感覚も含まれる。
(5) ニュートン流体は，ずり応力とずり速度が比例関
係にある場合を示す。

問題10 食品の保存についての記述である。**正しいもの**
を一つ選びなさい。
(1) CA貯蔵は，二酸化炭素濃度を空気中より低くし
て行う。
(2) エチレンガス吸収剤は，野菜の老化を防ぐ。
(3) パーシャルフリージングは，食品を−10℃で保存
する方法である。
(4) 脱酸素剤は，細菌による腐敗を完全に防止できる。
(5) 冷凍食品のグレーズは，脂質の酸化を促進する。

問題11 いも類についての記述である。**誤っているもの**
を一つ選びなさい。 `やや難`
(1) こんにゃくいもの主成分は，グルコマンナンで
ある。
(2) やまのいもの粘質物は，イヌリンである。
(3) キャッサバは，タピオカパールの原料である。
(4) じゃがいもの発芽抑制には，ガンマ線照射が利用
されている。

(5) さつまいもの切り口から出る乳汁は，ヤラピンである。

問題12 大豆加工品についての記述である。**誤っているもの**を一つ選びなさい。

(1) 充填豆腐は，豆乳に凝固剤を加えプラスチックの容器に充填し，密封後に加熱して固めたものである。

(2) 糸引き納豆は，蒸煮大豆を納豆菌で発酵させたものである。

(3) 生ゆばは，豆乳を加熱した際に表面に生じる皮膜をすくい取ったものである。

(4) 豆乳の脂質は，飽和脂肪酸に富んでいる。

(5) きな粉は，大豆を炒ったあと，細かく粉砕したものである。

問題13 野菜とその加工品についての記述である。**正しいもの**を一つ選びなさい。 難

(1) 加工用のトマトは，果肉中のリコペン含量が多い。

(2) 青首だいこんは，辛味の多い品種である。

(3) 日本で出まわっているほうれんそうは，春まきも秋まきも同一品種である。

(4) にんじんは，皮層部が厚く芯部が発達しているものがよい。

(5) ホワイトアスパラガスは，グリーンアスパラガスよりも栄養価が高い。

問題14 牛肉についての記述である。**正しいものの組合せ**を一つ選びなさい。 やや難

a．牛肉が豚肉に比べて赤いのは，ミオグロビン含量が高いからである。

b．肉質等級は，1が最も品質が高い。

c．コンビーフは，牛肉を塩漬，乾燥したものである。

d．コラーゲンは，水中で加熱するとゼリー化する。

(1) aとb　　(2) aとc　　(3) aとd

(4) bとc　　(5) cとd

問題15 酒類についての記述である。**誤っているもの**を一つ選びなさい。

(1) 赤ワインは，黒系ぶどうの果皮，種子，果肉，果汁を発酵させ，搾汁したものである。

(2) ウオッカは，サトウキビ，糖蜜を原料とする酒類である。

(3) 梅酒は，リキュールの一種である。

(4) ビールの主原料は，麦芽，ホップ，水である。

(5) 日本酒の生酒は，醸造した清酒を火入れなしでろ過後，ビン詰めしたものである。

3 食品の安全性に関する科目

問題16 アレルギー様食中毒についての記述である。**誤っているもの**を一つ選びなさい。
(1) アレルギー様食中毒は，化学性食中毒である。
(2) アレルギー様食中毒の原因食品は，マグロ，ヒラメなどの白身の魚が多い。
(3) アレルギー様食中毒の原因物質は，ヒスタミンである。
(4) 食物アレルギーとアレルギー様中毒の症状は，似ている。
(5) 抗ヒスタミン剤が，治療には有効である。

問題17 洗浄剤についての記述である。**正しいもの**を一つ選びなさい。 やや難
(1) 台所用合成洗剤は，アルカリ性洗浄剤といわれている。
(2) 衣料用合成洗剤は，酸性洗浄剤を配合している。
(3) 石けんは，アニオン（陰イオン）系界面活性剤である。
(4) アニオン（陰イオン）系界面活性剤は，短鎖アルキル基でできている。
(5) カチオン（陽イオン）系界面活性剤は，中性洗剤と呼ばれている。

問題18 食中毒に関連した症状とその原因の組合せである。**正しいもの**を一つ選びなさい。
(1) 溶血性尿毒症症候群（HUS）──── シガテラ毒
(2) ハンター・ラッセル症候群 ──── 腸管出血性大腸菌
(3) ギラン・バレー症候群 ──────── カンピロバクター
(4) ドライアイスセンセーション ──── カドミウム
(5) 骨軟化症・腎障害 ───────── メチル水銀

問題19 日本の食品安全行政において，リスク評価（リスクアセスメント）を行う機関はどれか。**正しいもの**を一つ選びなさい。
(1) 環境省
(2) 農林水産省
(3) 消費者庁
(4) 厚生労働省
(5) 食品安全委員会

問題20 細菌性食中毒についての記述である。**正しいもの**を一つ選びなさい。
(1) チフス菌は，赤痢菌属に分類されている。
(2) 腸炎ビブリオは，好塩性である。
(3) 腸管出血性大腸菌感染症は，感染症法で二類感染症に指定されている。
(4) カンピロバクターは，嫌気性環境下で発育する。
(5) 黄色ブドウ球菌が産生するエンテロトキシンは，通常の加熱調理で失活する。

問題21 食品添加物についての記述である。**正しいもの**を一つ選びなさい。 やや難
(1) 指定添加物は，食品安全委員会が指定する。
(2) 食品添加物は，簡略名または類別名で表示するのが基本である。
(3) 保存料は，表示が免除される。
(4) 香料は，一括して表示してよい。
(5) 栄養強化の目的で使用されるビタミン類は，必ず物質名と用途名を併記して表示する。

問題22 ウイルスによる食中毒についての記述である。**正しいもの**を一つ選びなさい。
(1) ノロウイルスによる食中毒の潜伏期間は，平均3～4日である。
(2) ノロウイルスは，きわめて少数のウイルスで感染する。
(3) ノロウイルスは，ヒトとヒトとの間では感染しない。
(4) ロタウイルスは，野生のシカ肉を生食することで感染する。
(5) ロタウイルスによる食中毒の潜伏期間は，平均30日間である。

問題23 環境汚染による事件と原因物質の組合せである。**誤っているもの**を一つ選びなさい。
(1) カネミ油症事件 ──────── ポリ塩化ビフェニル（PCB）
(2) 水俣病 ──────────── 有機水銀
(3) イタイイタイ病 ─────── カドミウム
(4) 森永ミルク中毒事件 ───── スズ
(5) チェルノブイリ原発事故 ── 放射性物質

●令和３年度 (第23回)

問題16　発酵・腐敗・変敗についての記述である。正しいものを一つ選びなさい。

(1)　肉や魚などのたんぱく質が微生物によって分解される過程は，変敗である。

(2)　油脂が光や熱や酸素など物理・化学的要因によって分解される変質など悪変の過程は，変敗である。

(3)　微生物によるでんぷんなどの分解により，食用不適な状態になるのは発酵である。

(4)　発酵や腐敗・変敗は，食品衛生法で明確に定義されている。

(5)　味噌・醤油・酒などは，変敗を利用した食品である。

問題17　胃の中で生じる発がん物質はどれか。正しいものを一つ選びなさい。

(1)　マイコトキシン

(2)　ニトロソアミン

(3)　アフラトキシン

(4)　サイカシン

(5)　ヘテロサイクリックアミン

問題18　食中毒菌と主な原因食品の組合せである。正しいものを一つ選びなさい。

(1)　サルモネラ属菌 ―――― 海産魚介類

(2)　黄色ブドウ球菌 ―――― 鶏肉

(3)　カンピロバクター ―― 缶詰

(4)　病原大腸菌 ――――― サラダ類

(5)　腸炎ビブリオ ――――― にぎり飯

問題19　寄生虫と原因食品についての組合せである。正しいものを一つ選びなさい。

(1)　アニサキス ―― 野菜

(2)　有鉤条虫 ―― 豚肉

(3)　クドア ――― 牛肉

(4)　顎口虫 ―― サバ

(5)　回虫 ――――― ドジョウ

問題20　有毒成分とその毒を持つものの組合せである。正しいものを一つ選びなさい。

(1)　ムスカリン ――――― フグ

(2)　アミグダリン ――― ホタテガイ

(3)　テトロドトキシン ― クサウラベニタケ

(4)　ソラニン ―――― じゃがいも

(5)　サキシトキシン ― 青梅

問題21　冷蔵庫・冷凍庫と微生物についての記述である。正しいものを一つ選びなさい。

(1)　食品保存は，食品の種類ごとに分ける必要はない。

(2)　食品の解凍は，室温で時間をかけて行う。

(3)　冷凍庫内で食品を保存しても，微生物は死滅しない。

(4)　4℃に設定した冷蔵庫内では，中温細菌の増殖が抑制されない。

(5)　4℃に設定された冷蔵庫内では，低温細菌の増殖が抑制される。

問題22　食品添加物についての記述である。正しいものを一つ選びなさい。 やや難

(1)　最終食品に残留しなければ，食品添加物とみなされない。

(2)　食品に漂白剤を使うことは，禁止されている。

(3)　栄養強化を目的とする食品添加物はない。

(4)　収穫後に防かび剤を使用した農産物は，輸入を禁止している。

(5)　使用基準のない食品添加物がある。

問題23　容器包装についての記述である。正しいものを一つ選びなさい。 やや難

(1)　食品と接触する容器包装は，食品安全基本法により規定されている。

(2)　プラスチック製容器包装には，PEなどの材質略号の表示が義務化されている。

(3)　ポリエチレンテレフタレート（PET）は，成型時に可塑剤などの添加物を必要とする。

(4)　プラスチックに添加されている可塑剤は，食品や環境を汚染するおそれがある。

(5)　熱硬化性プラスチックには，ポリエチレンがある。

●令和２年度 (第22回)

問題16　食中毒の発生状況についての記述である。正しいものを一つ選びなさい。 やや難

(1)　動物性自然毒や化学物質による食中毒の発生には，季節性は認められない。

(2)　細菌性食中毒のうち，件数ではブドウ球菌が最も多い。

(3)　食中毒の原因食品としては，複合調理食品が最も少ない。

(4)　過去5年の食中毒による死者数は，毎年100人以上である。

(5)　食中毒の事件数が最も多い原因施設は，幼稚園である。

問題17　手洗いと消毒についての記述である。**誤っているものを一つ選びなさい。**

(1)　次亜塩素酸ナトリウムは，ウイルスの消毒に有効である。

(2)　ヒトの手指は，重要な汚染源になりうる。

(3)　エタノールは，ウイルスの消毒に無効である。

(4)　調理する際の手洗いは，二次汚染防止の点からも重要である。

(5)　逆性石けんは，ウイルスの消毒に無効である。

問題18　食中毒を起こす細菌についての記述である。**誤っているものを一つ選びなさい。** やや難

(1)　腸炎ビブリオは，増殖に食塩が必要である。

(2)　カンピロバクターは，75℃以上，1分間以上の加熱により死滅する。

(3)　セレウス菌の食中毒は，発症機序により嘔吐型と下痢型がある。

(4)　ウエルシュ菌は，芽胞をつくる。

(5)　ボツリヌス菌は，酸素があっても無くても増殖する。

問題19　有害金属の生体への影響についての記述である。**正しいものを一つ選びなさい。**

(1)　イタイイタイ病の主な原因食品は，海産魚介類である。

(2)　カドミウムは，まず脳や神経細胞へ障害を及ぼす。

(3)　水俣病の原因物質は，カドミウムである。

(4)　母体に摂取されたメチル水銀は，胎盤を通過し胎児へ影響を及ぼす。

(5)　水俣病の症状は，ギラン・バレー症候群と呼ばれる。

問題20　細菌についての記述である。**正しいものを一つ選びなさい。**

(1)　多くの中温細菌は，5℃以下でも増殖できる。

(2)　通性嫌気性菌は，酸素の有無に関係なく増殖できる。

(3)　細菌が利用できる水分は，結合水である。

(4)　多くの食中毒起因菌は，pH1でも増殖できる。

(5)　独立栄養菌は，増殖に有機物を必要とする。

問題21　腐敗・変敗についての記述である。**正しいものを一つ選びなさい。**

(1)　一般細菌数(生菌数)は，腐敗の進行を評価するために用いられる。

(2)　魚肉の鮮度を表すK値は，値が大きいほど鮮度が良い。

(3)　過酸化物価（POV）は，たんぱく質の過酸化物の量を表す。

(4)　揮発性塩基窒素（VBN）は，油脂の変敗の程度を測定できる。

(5)　でんぷん質系食品の主な腐敗生成物に，アンモニアがある。

問題22　食品添加物についての記述である。**正しいものを一つ選びなさい。**

(1)　亜硝酸ナトリウムは，油脂の酸化防止のために使用される。

(2)　イマザリルは，かんきつ類のかびの発生防止に用いられる。

(3)　エリソルビン酸は，食品中の色素を脱色して嗜好性を高める。

(4)　D-ソルビトールは，食品に粘りや滑らかさを与えるために使用する。

(5)　安息香酸ナトリウムは，食品に甘みを付与し砂糖の代替品として利用される。

問題23　哺乳類を中間宿主とする寄生虫である。**正しいものを一つ選びなさい。**

(1)　トキソプラズマ

(2)　回虫

(3)　アニサキス

(4)　肝吸虫

(5)　クリプトスポリジウム

●令和元年度 (第21回)

問題16　食中毒の原因物質と分類についての組合せである。**正しいものを一つ選びなさい。**

(1)　サルモネラ属菌 ———— 毒素型の細菌性食中毒

(2)　クリプトスポリジウム —— 動物性自然毒食中毒

(3)　ヒスタミン ———————— 化学性食中毒

(4)　スコポラミン ———————— 寄生虫による食中毒

(5)　サキシトキシン ———————— 植物性自然毒食中毒

問題17　黄色ブドウ球菌とその食中毒についての記述である。**正しいものを一つ選びなさい。**

(1)　潜伏期間は，24〜48時間である。

(2)　主な症状は，手足のしびれである。

(3)　ベロ毒素を産生する。

(4)　菌は，ヒトの体表面や粘膜に分布する。

(5)　主な原因食品は，魚介類である。

問題18　動物性自然毒についての記述である。**正しいも**

のの組合せを一つ選びなさい。やや難

a．フグの毒は，フグの肝臓と卵巣に含まれている。

b．フグの毒量を表す単位として，MU（マウスユニット）がある。

c．麻痺性貝毒は，フグ毒と同じ毒素である。

d．下痢性貝毒は，貝柱に含まれる。

(1) aとb　　(2) aとc　　(3) aとd

(4) bとc　　(5) cとd

問題19 食品の安全性の確保についての記述である。**正しいもの**を一つ選びなさい。

(1) 食肉・食肉加工品の理想的な保存温度は，10℃付近である。

(2) 海産魚介類から二次汚染された野菜やその加工品の食中毒事例がある。

(3) 最近の干物製品は水分活性が高く，常温流通が可能である。

(4) カットされたキャベツよりも新鮮なキャベツの方が，エチレンの生成が多い。

(5) 惣菜類は，腐敗・変敗しにくく消費期限が長い。

問題20 食品添加物の使用についての記述である。**誤っているもの**を一つ選びなさい。

(1) 微生物の増殖を抑え保存性が高められる。

(2) 栄養素の強化が可能である。

(3) 色や香りなどの嗜好性が高められる。

(4) 製造過程での使用により，作業能率を上げることができる。

(5) 合成の添加物のみが，規制の対象である。

問題21 輸入食品についての記述である。**正しいもの**を一つ選びなさい。

(1) 2009年以降は輸入食品の届出件数が減少している。

(2) 輸入の際には，検疫所が検査する。

(3) 輸入の際には，行政検査を必ず受ける。

(4) 輸入届出件数に対する食品衛生法違反件数の割合は，上昇している。

(5) 食品または添加物の基準および規格にかかわる違反は少ない。

問題22 食品の安全管理についての記述である。**正しいものの組合せ**を一つ選びなさい。やや難

a．トレーサビリティは，食中毒等の問題があった際の食品の迅速な回収に役立つ。

b．食育基本法は，食品の安全性確保が健全な食生活の基礎であるとしている。

c．HACCPでは，最終製品の抜き取り検査で安全を

確保する。

d．ISO9001は，品質マネジメントシステムと食品安全リスク分析の手法を取り入れている。

(1) aとb　　(2) aとc　　(3) aとd

(4) bとc　　(5) bとd

問題23 トレーサビリティが法律で義務づけられている食品である。**正しいものの組合せ**を一つ選びなさい。

a．米

b．大豆

c．国産牛肉

d．とうもろこし

(1) aとb　　(2) aとc　　(3) aとd

(4) bとc　　(5) bとd

●平成30年度（第20回）

問題16 食中毒細菌で毒素を産生するものはどれか。**正しいもの**を一つ選びなさい。やや難

(1) カンピロバクター

(2) リステリア・モノサイトゲネス

(3) サルモネラ属菌

(4) セレウス菌

(5) エルシニア・エンテロコリチカ

問題17 腸管出血性大腸菌についての記述である。**誤っているもの**を一つ選びなさい。

(1) 志賀赤痢菌が産生する毒素と似た毒素を産生する。

(2) 10個以下の少量菌でも発症する。

(3) 牛は感染源となる。

(4) 食中毒の主な症状は，ギラン・バレー症候群である。

(5) 米国でビーフバーガーから発見された。

問題18 食品添加物で一括名表示できるものはどれか。**正しいもの**を一つ選びなさい。やや難

(1) 甘味料

(2) 酸化防止剤

(3) 豆腐用凝固剤

(4) 発色剤

(5) 着色料

問題19 2007年以降の食中毒発生状況についての記述である。**正しいもの**を一つ選びなさい。

(1) 死者数が最も多いのは，寄生虫である。

(2) 原因施設で事件数が最も多いのは，学校である。

(3) 自然毒食中毒は，夏季に多発する。

（4）　ボツリヌス菌による食中毒は，毎年発生している。

（5）　患者数が最も多いのは，ノロウイルスである。

問題20　消毒薬の消毒効果についての記述である。正しいものを一つ選びなさい。

（1）　消毒用エタノールは，芽胞に有効である。

（2）　次亜塩素酸ナトリウムは，ウイルスに有効である。

（3）　グルコン酸クロルヘキシジンは，ウイルスに有効である。

（4）　逆性石けんは，真菌に無効である。

（5）　ポビドンヨードは，グラム陰性菌に無効である。

問題21　主に野菜類に付着してヒトに感染する寄生虫はどれか。正しいものを一つ選びなさい。

（1）　無鉤条虫

（2）　肺吸虫

（3）　アニサキス

（4）　回虫

（5）　トキソプラズマ

問題22　寄生虫・原虫の感染予防についての記述である。正しいものを一つ選びなさい。　やや難

（1）　アニサキスは，－20℃，24時間以上で死滅する。

（2）　クドア・セプテンプンクタータは，氷温で死滅する。

（3）　サルコシスティス・フェアリーは，－20℃で瞬時に死滅する。

（4）　クリプトスポリジウムは，水道水質基準の残留塩素で死滅する。

（5）　ホタルイカに寄生する旋尾線虫は，煮沸では死滅しない。

問題23　自然毒についての記述である。正しいものを一つ選びなさい。　難

（1）　テトロドトキシンは，ふぐ固有の毒素である。

（2）　下痢性貝毒は，有毒渦鞭毛藻類の食物連鎖により毒化する。

（3）　きのこ毒による死亡例はない。

（4）　キャッサバには，アミグダリンが含まれる。

（5）　ビタミンAによる食中毒例はない。

4 栄養と健康に関する科目

問題24 栄養素についての記述である。**正しいものを一つ選びなさい。**

(1) スクロースは，グルコースとガラクトースが結合した二糖類である。

(2) 解糖系は，酸素を必要とする代謝経路である。

(3) パルミチン酸は，炭素数16の不飽和脂肪酸である。

(4) ナトリウムイオンは，カリウムイオンとは反対に細胞内液に多く存在する。

(5) ビタミンＣは，結合組織であるコラーゲンの合成に必要である。

問題25 栄養と健康についての記述である。**正しいものを一つ選びなさい。**

(1) 筋肉は，エネルギー源として優先的に脂肪を利用する。

(2) フレイルは，筋肉量の減少のほか身体機能の低下などがその要因である。

(3) 高齢期の細胞内水分量は，成人期のその量と同等である。

(4) 血清アルブミンは，急速代謝回転たんぱく質として栄養状態の指標に用いられる。

(5) カウプ指数は，学童期の骨格筋量の評価に用いられる。

問題26 ホメオスタシスについての記述である。**誤っているものを一つ選びなさい。**

(1) ホメオスタシスの構成要素の一つである遠心性経路とは，調節中枢 (脳や脊髄) から効果器 (筋肉や分泌腺など) への情報の伝達のことである。

(2) ホメオスタシスは，適切なヒトの体液環境を一定の範囲に保とうとする。

(3) ホメオスタシスは，神経系を介して調節される。

(4) ホメオスタシスは，健康維持に影響を及ぼさない。

(5) 内部環境のホメオスタシスには，外部環境との物質交換が必要である。

問題27 脂質についての記述である。**正しいものを一つ選びなさい。** 難

(1) アラキドン酸は，体内で合成されるので必須脂肪酸ではない。

(2) リノール酸は，n-3系不飽和脂肪酸である。

(3) 脂肪酸は，解糖系を経てアセチルCoAに代謝される。

(4) 中性脂肪は，１個の脂肪酸に３個のグリセロールが結合したものである。

(5) 食べ物から摂るコレステロール量は，体内 (肝臓や小腸) での合成量より少ない。

問題28 食事バランスガイドについての記述である。空欄Aに対応する**正しいものを一つ選びなさい。** やや難

食事バランスガイドで，上から三段目に示されているサービングサイズ (SV) が 3 - 5 の料理区分は ☐ A ☐ である。

(1) 主菜

(2) 主食

(3) 副菜

(4) 果物

(5) 牛乳・乳製品

問題29 免疫と栄養についての記述である。**正しいものを一つ選びなさい。**

(1) 抗原は，Ｂ細胞から産生される。

(2) 抗体は，糖質と脂質が主成分である。

(3) ほとんどの獲得免疫 (適応免疫) は，生まれた時から備わっている。

(4) 免疫機能は，栄養状態に左右されない。

(5) 食物アレルギーは，免疫反応の一種である。

問題30 次の生化学検査の中で，糖尿病の診断基準 (評価指標) となるものはどれか。**正しいものを一つ選びなさい。**

(1) 中性脂肪

(2) 空腹時血糖値

(3) 総コレステロール

(4) 血清アルブミン

(5) LDLコレステロール

問題24 骨量についての記述である。**正しいものを一つ選びなさい。**

(1) 老年期の加齢により骨量は増加する。

(2) 女性は，閉経後に急激に骨量が増加する。

(3) 体重の重い人は，骨密度が低い。

(4) 運動している人は，していない人と比べて骨密度が低い。

(5) 不適切なダイエットは，骨粗鬆症のリスクが高くなる。

問題25 栄養と健康についての記述である。**正しいもの**を一つ選びなさい。

(1) 乳糖不耐症は，ラクターゼの過剰産生に起因する。

(2) 脂質の過剰摂取は，摂取エネルギー量が増加するため，肥満になりやすい。

(3) クワシオルコールは，乳幼児におけるたんぱく質過剰症である。

(4) 活性型ビタミンDは，カリウムの吸収を促進する。

(5) ビタミンB₁は，過剰に摂取しても尿中に排泄されない。

問題26 国民健康・栄養調査とその結果についての記述である。**正しいもの**を一つ選びなさい。

(1) 調査は，5年に1度行われている。

(2) 調査は，健康増進法によって規定されている。

(3) 調査項目には，生活習慣病に関するものがない。

(4) 20歳から29歳における肥満者の割合は，女性よりも男性の方が低い。

(5) 成人の食塩摂取量は，約1g/日である。

問題27 食生活指針の内容についての記述である。**誤っているもの**を一つ選びなさい。

(1) 食事を楽しみましょう。

(2) 主食・主菜・副菜を基本に，食事のバランスを。

(3) エネルギー源は，余裕を持って多めに摂取しましょう。

(4) 食料資源を大切に，無駄や廃棄の少ない食生活を。

(5) 「食」に関する理解を深め，食生活を見直してみましょう。

問題28 新型コロナウイルス感染症（COVID-19）についての記述である。**正しいもの**を一つ選びなさい。

(1) ワクチンは，免疫反応を通じて，人体内の抗原量を増やす作用がある。

(2) 抗体は，B細胞より産生される。

(3) PCR検査は，人体内の抗体の量を測定する。

(4) 主な感染経路は，感染者との皮膚接触による。

(5) ワクチンは，主に自然免疫を強化する。

問題29 体格指数についての記述である。**正しいもの**を一つ選びなさい。

(1) 体格指数は，身長と体重を組み合わせて算出するものである。

(2) BMI（Body mass index）は，学童期に用いる体格指数である。

(3) カウプ指数は，成人に用いる体格指数である。

(4) ローレル指数は，乳幼児に用いる体格指数である。

(5) BMIでは，20以上を肥満と判定する。

問題30 高齢者の栄養と健康についての記述である。**正しいもの**を一つ選びなさい。

(1) エネルギー摂取量が低下した場合，筋肉量は減るが，免疫力は低下しない。

(2) 低栄養状態は，嚥下障害がその原因の一つである。

(3) 塩味に比べて甘味の識別能力が低下する。

(4) 血清アルブミンは，短期間の栄養状態の指標として有用である。

(5) ウエスト周囲径は，骨格筋量の評価に用いられる。

●令和2年度 (第22回)

問題24 たんぱく質の栄養価についての記述である。**正しいもの**を一つ選びなさい。

(1) たんぱく質の栄養価の評価には，そのたんぱく質を構成する必須アミノ酸組成による化学的な評価法のみが用いられる。

(2) たんぱく質の栄養価の評価には，窒素出納法を基本とする生物価（BV）や正味たんぱく質利用効率（NPU）などの生物学的な評価法のみが用いられている。

(3) 化学的な評価法で用いられる基準アミノ酸パターンの違いによって，プロテインスコアやアミノ酸価などと呼ばれる。

(4) 生物学的な評価法一つである生物価（BV）は，消化吸収率を考慮した指標である。

(5) 生物学的な評価法の一つである正味たんぱく質利用効率（NPU）は，消化吸収率が考慮されていない指標である。

問題25 バランスのとれた食事についての記述である。**正しいもの**を一つ選びなさい。

(1) 「日本人の食事摂取基準」におけるPFC比率は，P25〜30％，F20〜25％，C35〜45％が適切とされている。

(2) 食品の組合せのバランスは，20品目以上とるように心がけるとよい。

(3) 主菜にはたんぱく質の多い食品，副菜，副副菜には，野菜や果物，乳・乳製品，海藻類などを取り入

れるとよい。

(4)　料理の組合せのバランスは，個人の嗜好に合せておいしそうと感じる料理を考えるとよい。

(5)　毎食事のバランスは，1日3食を基本として，朝食少なめ，夕食多めを心がけるとよい。

問題26　栄養素についての記述である。**正しいものを一つ選びなさい。**

(1)　ラクトースは，グルコースとマンノースが結合した二糖類である。

(2)　グルコースが代謝分解される過程で，高エネルギー物質（ATP）が生成される。

(3)　オレイン酸は，炭素数16の不飽和脂肪酸である。

(4)　ナトリウムイオンは，細胞外液より細胞内液に多く存在する。

(5)　ビタミンCは，酸化されにくいため，抗酸化作用を示す。

問題27　健康と栄養についての記述である。**正しいものを一つ選びなさい。**

(1)　「健康」と「健康でない」状態は，はっきり二分できる。

(2)　平均余命は，0歳児の平均寿命のことである。

(3)　健康に関する社会環境の改善は，「健康日本21」のなかで提案されていない。

(4)　食事摂取は，生体リズムとは無関係である。

(5)　慢性疾患と上手につきあいながら生き甲斐をもって生活することは，「健康」の定義に近い。

問題28　細胞内小器官についての記述である。**正しいものを一つ選びなさい。**

(1)　細胞膜は，リン脂質の4重層膜から構成される。

(2)　リソゾームは，たんぱく質合成の場である。

(3)　サイトゾル（細胞質基質）は，クエン酸回路（TCA回路）の反応の場である。

(4)　リボゾームは，加水分解酵素による細胞内外物質の分解の場である。

(5)　ミトコンドリアは，エネルギー（ATP）合成の場である。

問題29　体脂肪についての記述である。**正しいものを一つ選びなさい。**

(1)　体脂肪は，エネルギーの貯蔵場所である。

(2)　皮下脂肪厚の推奨測定部位は，腹部皮下脂肪厚である。

(3)　皮下脂肪型肥満は，リンゴ型肥満ともいう。

(4)　内臓脂肪型肥満は，洋ナシ型肥満ともいう。

(5)　皮下脂肪が増加して発症する病態を，メタボリックシンドロームという。

問題30　ライフステージと栄養についての記述である。**正しいものを一つ選びなさい。** やや難

(1)　欠食回数が多い子どもは，不定愁訴を訴える割合が多い。

(2)　幼児の発育状態の評価には，ローレル指数を用いる。

(3)　思春期スパートは，女子では11～14歳にみられる。

(4)　女性の骨量は，閉経直前に急激に減少する。

(5)　加齢により味覚の閾値は低下する。

● 令和元年度（第21回）

問題24　栄養素についての記述である。**正しいものを一つ選びなさい。** やや難

(1)　セルロースは，アミロースと構造が類似しているため，アミラーゼで消化される。

(2)　糖新生は，貯蔵脂肪を分解してグルコースを産生する経路である。

(3)　中鎖脂肪酸は，炭素数が14～16程度の脂肪酸のことである。

(4)　ナトリウムは，イオンとして細胞内液に多く存在している。

(5)　プロビタミンAは，そのままではビタミンAとしての生理作用を持っていない。

問題25　たんぱく質の消化酵素である。**正しいものを一つ選びなさい。**

(1)　リパーゼ

(2)　マルターゼ

(3)　アミラーゼ

(4)　スクラーゼ

(5)　ペプシン

問題26　免疫と栄養についての記述である。**正しいものを一つ選びなさい。**

(1)　獲得免疫は，抗原特異性がない。

(2)　唾液に含まれるリゾチームによる溶菌作用は，獲得免疫の一種である。

(3)　B細胞は，獲得免疫に関与しない。

(4)　免疫グロブリンE（IgE）は，食物アレルギーに関与する。

(5)　低栄養状態では，免疫機能が強められる。

問題27　食生活指針（平成12年策定／平成28年一部改

正）に記載された「食生活指針」である。**誤っている**ものを一つ選びなさい。

(1) 食事をたのしみましょう。

(2) 1日の食事のリズムから，健やかな生活リズムを。

(3) 主食，主菜，副菜を基本に，食事のバランスを。

(4) ごはんなどの穀物による炭水化物の摂取は，なるべく少なく。

(5) 野菜・果物，牛乳・乳製品，豆類，魚なども組み合わせて。

問題28 食事バランスガイドについての記述である。**正しいもの**を一つ選びなさい。

(1) 料理の組み合わせで，望ましい食事のとり方と量を示した。

(2) イラストの形は「バランス天秤（てんびん）」をイメージしている。

(3) 主菜，副菜，牛乳・乳製品，果物の4つの料理区分に分類している。

(4) 料理の単位は，kg単位で示されている。

(5) 各料理区分の数値は，1食分が示されている。

問題29 生化学検査の中で貧血の指標となる検査項目である。**正しいもの**を一つ選びなさい。

(1) ヘモグロビン

(2) 中性脂肪

(3) LDLコレステロール

(4) 空腹時血糖値

(5) γ-GTP（γ-グルタミルトランスペプチダーゼ）

問題30 乳幼児期についての記述である。**正しいもの**を一つ選びなさい。 やや難

(1) 生後6ヶ月から5歳くらいまでの栄養補給のための粉乳を，フォローアップミルクという。

(2) 哺乳反射が消失すると離乳の終了となる。

(3) 乳児期の発育の評価には，身長体重曲線とローレル指数を用いる。

(4) 幼児の第一反抗期は，4〜5歳で現れる。

(5) 幼児期の偏食により，鉄欠乏性貧血になりやすい。

●平成30年度 (第20回)

問題24 栄養と人体構成についての記述である。**正しいもの**を一つ選びなさい。

(1) 異化とは，食事により体内に取り込んだ栄養素から体成分を合成することである。

(2) 水分は，人体構成成分の25〜30％を占める。

(3) 人体の水分の割合は，加齢とともに高くなる。

(4) 男性の水分構成は，女性に比べて低い。

(5) ホメオスタシスとは，外部環境の変化に応じて人体の内部環境の状態を一定に保つことである。

問題25 栄養素についての記述である。**正しいもの**を一つ選びなさい。

(1) 中性脂肪は，脂肪酸とグリセロールがペプチド結合したものである。

(2) アミロペクチンは，グルコースが直鎖状に結合したものである。

(3) 核酸の構成成分に，リンがある。

(4) 活性型ビタミンDは，副甲状腺で水酸化を受けたものである。

(5) β-カロテンは，ビタミンAが12分子結合したものである。

問題26 アミノ酸やたんぱく質についての記述である。**正しいもの**を一つ選びなさい。

(1) たんぱく質は，多くのアミノ酸がグリコシド結合した高分子化合物である。

(2) グルタミン酸は，塩基性アミノ酸の一つである。

(3) バリンは，分枝鎖アミノ酸の一つである。

(4) 栄養価の高いたんぱく質とは，体構成たんぱく質となる割合が低いものを指す。

(5) 古い体たんぱく質が分解されて生じるアミノ酸は，アミノ酸プールに加わることはない。

問題27 次の生化学検査のなかで，痛風の指標となる検査項目はどれか。**正しいもの**を一つ選びなさい。

(1) ヘモグロビンA1c

(2) クレアチニン

(3) 総コレステロール

(4) 尿酸

(5) γ-GTP（γ-グルタミルトランスペプチダーゼ，またはγ-グルタミナーゼ）

問題28 エネルギーの栄養素別摂取比率についての記述である。A，Bに適する語句の**正しいものの組合せ**を一つ選びなさい。

摂取した全エネルギー量をどの栄養素から摂取したかを割合（％）で示したものが，エネルギーの栄養素別摂取比率である。国民健康・栄養調査による2012年のエネルギーの栄養素別摂取比率（％）（1歳以上総数）で，最も高いものは（ a ）であり，その比率は約（ b ）％である。

	a	b
(1)	炭水化物	80
(2)	炭水化物	60
(3)	脂質	60
(4)	脂質	40
(5)	たんぱく質	50

問題29　免疫についての記述である。**誤っているものを一つ選びなさい。** やや難

(1)　自然免疫は，非特異的な免疫作用である。

(2)　唾液に含まれるリゾチームは，溶菌作用がある。

(3)　抗体による免疫作用を，体液性免疫という。

(4)　進入してきた病原菌などの異物は，抗原になる。

(5)　経口免疫寛容により，食物アレルギーは起こりやすくなる。

問題30　ウエイトコントロールについての記述である。**正しいものを一つ選びなさい。** やや難

(1)　消費エネルギー量は，基礎代謝と身体活動代謝と特異動的作用の合計である。

(2)　基礎代謝量は，同体重であれば男性に比べて女性のほうが高い。

(3)　ウエスト周囲長(径)は，皮下脂肪量の指標として用いられる。

(4)　満腹中枢が働くと，食欲が維持される。

(5)　脂肪細胞から分泌されるレプチンは，摂食亢進とエネルギー消費の抑制に関与する。

5 食物学に関する科目

問題31 日本食品標準成分表2020年版（八訂）についての記述である。**正しいもの**を一つ選びなさい。

(1) 収載食品数は，1,878食品である。`やや難`

(2) 食品のエネルギー値は，原則としてアトウォーター係数を用いている。

(3) しょうゆなどの液体では，100mL当たりの成分値を収載している。

(4) でんぷんの単糖当量は，成分値に0.9を乗じて換算している。

(5) 食物繊維について，本表には総量のみが収載されている。

問題32 食品中のビタミンについての記述である。**正しいもの**を一つ選びなさい。`やや難`

(1) アリチアミンは，ニンニクのにおい物質のアリシンがビタミンB$_1$と結合したものである。

(2) 牛乳を日光にさらすと，ビタミンAの光増感作用により着香する。

(3) 葉酸を多く含む食品には，疾病リスク低減表示のできる機能性表示食品になるものがある。

(4) ビタミンB$_{12}$は，植物性食品に多く含まれる。

(5) ビタミンKは，カルシウムの吸収を促進するため，骨粗鬆症の予防効果がある。

問題33 鶏卵についての記述である。**正しいもの**を一つ選びなさい。

(1) 卵殻の主成分は，炭酸カルシウムである。

(2) 鶏卵には，ほぼ同量の卵白と卵黄が含まれる。

(3) 卵黄は，脂質よりもたんぱく質を多く含む。

(4) かたいゲルを形成する温度は，卵白よりも卵黄の方が高い。

(5) 卵を貯蔵すると，ハウユニットが上昇する。

問題34 食品成分の変化についての記述である。**正しいもの**を一つ選びなさい。`やや難`

(1) 変性したたんぱく質は，たんぱく質分解酵素の作用を受けにくくなる。

(2) 糊化したでんぷんは，消化されやすくなる。

(3) アミロペクチンは，アミロースに比べて，老化しやすい。

(4) 飽和脂肪酸は，不飽和脂肪酸に比べて，酸化しや

すい。

(5) アミノカルボニル反応は，酵素が関与する反応である。

問題35 豆類とその加工品についての記述である。**誤っているもの**を一つ選びなさい。`難`

(1) 絹ごし豆腐の製造には，木綿豆腐よりも濃度の高い豆乳を使用する。

(2) 湯葉は，濃い豆乳を40℃程度で加熱し，表面に生じたたんぱく質の薄い皮膜をすくい上げたものである。

(3) アメリカ産大豆は，日本産大豆に比べて脂質含量が高く，食用油の原料とされる。

(4) 分離大豆たんぱく質のたんぱく質含量は，脱脂大豆粉のたんぱく質含量より高い。

(5) 糸引き納豆の粘質物は，ポリグルタミン酸である。

問題36 牛乳についての記述である。**正しいもの**を一つ選びなさい。`やや難`

(1) 初乳は，常乳に比べてたんぱく質やビタミンAの含量が高い。

(2) カゼインの等電点は，pH5.5である。

(3) ビタミン含量は，乳牛の品種，飼料により変動するが，季節による変動はない。

(4) 人乳に比べて，たんぱく質，炭水化物，無機質の含量が高い。

(5) 乳脂肪を構成する主な脂肪酸は，酪酸である。

問題37 魚介類についての記述である。**正しいもの**を一つ選びなさい。`難`

(1) 春に獲れる初がつおは，秋に獲れる戻りがつおよりも脂質含量が高い。

(2) 魚介類のエキス成分には，たんぱく質や脂質が含まれる。

(3) 魚油は，n-6系の多価不飽和脂肪酸を多く含む。

(4) イカスミの成分は，メラニンである。

(5) 海産魚の生臭さは，ピペリジン系化合物による。

問題38 嗜好飲料類についての記述である。**正しいもの**を一つ選びなさい。`やや難`

(1) ウーロン茶は，後発酵茶である。

(2) 日本緑茶のほとんどは，生葉をすぐ釜で炒って酵素を不活性化させた釜炒り製である。

（3） 紅茶の水色は，アミノカルボニル反応による。

（4） コーヒー豆の焙煎時間は，フレンチローストがイタリアンローストよりも長い。

（5） ココアは，カカオマスからココアバターを取り除いて製造される。

問題39 食用油脂についての記述である。**誤っているもの**を一つ選びなさい。難

（1） エゴマ油には，α-リノレン酸が60％程度含まれる。

（2） キャノーラ油には，エルカ酸（エルシン酸）が40％程度含まれる。

（3） ラードは，酸化されにくいため揚げ油に多用される。

（4） オリーブ油には，オレイン酸が70％程度含まれる。

（5） ヤシ油は，飽和脂肪酸を主要構成脂肪酸とする。

● 令和3年度 （第23回）

問題31 炭水化物についての記述である。**正しいもの**を一つ選びなさい。

（1） トレハロースは，きのこ類に含まれる糖アルコールである。

（2） スタキオースは，大豆に含まれる単糖である。

（3） グルコマンナンは，アルカリ性の塩類を加えると，ゲルを生成する。

（4） キチンは，窒素を含む水溶性の食物繊維である。

（5） ソルビトールは，マルトースを還元したものである。

問題32 食品と酵素についての記述である。**誤っているもの**を一つ選びなさい。

（1） パイナップルには，たんぱく質分解酵素パパインが含まれる。

（2） チーズの製造には，レンネット（キモシン）が使われる。

（3） 異性化糖の製造には，グルコースイソメラーゼが使われる。

（4） 果汁の清澄化には，ペクチナーゼが使われる。

（5） 大豆の青臭みは，リポキシゲナーゼの作用による。

問題33 日本食品標準成分表2020年版（八訂）についての記述である。**誤っているもの**を一つ選びなさい。やや難

（1） 液体食品の成分値は，100mL当たりの数値で示されている。

（2） 成分値において，「－」は，未測定であることを示

している。

（3） 成分値において，「（Tr）」は，微量に含まれていると推定されることを示す。

（4） 食塩相当量は，ナトリウム量に2.54を乗じて算出した値である。

（5） 新しい成分項目として，有機酸が設定された。

問題34 脂肪酸についての記述である。**正しいもの**を一つ選びなさい。

（1） 水への溶解度は，長鎖脂肪酸＞中鎖脂肪酸＞短鎖脂肪酸の順である。

（2） 飽和脂肪酸は，不飽和脂肪酸に比べて酸化されやすい。

（3） α-リノレン酸は，n-6系脂肪酸である。

（4） 不飽和脂肪酸における二重結合の立体配置は，一般にトランス型である。

（5） 脂肪酸は，トリグリセリド（トリアシルグリセロール）の構成成分である。

問題35 発酵食品についての記述である。**正しいもの**を一つ選びなさい。

（1） 味噌や醤油の醸造には，麹菌，酵母，酢酸菌が用いられる。

（2） 糸引き納豆の製造には，麹菌が用いられる。

（3） ワインは，単発酵による果実酒である。

（4） ビールの製造では，発芽させた大麦のプロテアーゼにより麦芽汁をつくる。

（5） 清酒は，単行複発酵酒である。

問題36 機能性食品についての記述である。**正しいもの**を一つ選びなさい。やや難

（1） 保健機能食品には，特定保健用食品，栄養機能食品，特別用途食品がある。

（2） 特定保健用食品には，個別許可型，規格基準型，疾病リスク低減表示，条件付きの区別がある。

（3） 栄養機能食品において表示対象となる栄養成分は，ビタミンとミネラルのみである。

（4） 特別用途食品は，食品衛生法に基づき消費者庁長官により許可された食品である。

（5） 機能性表示食品には，許可マークがある。

問題37 冷蔵・冷凍保存についての記述である。**誤っているもの**を一つ選びなさい。やや難

（1） 冷凍食品は，ブランチングや調理など，前処理が施された後，殺菌される。

（2） 冷凍食品は，急速冷凍後，包装し－18℃以下で保存される。

(3)　液体式凍結では，低温の液体として食塩水やアルコールなどが使用される。

(4)　氷温とは，0℃から食品が凍る直前までの温度帯をいう。

(5)　パーシャルフリージングとは，食品を冷凍ではなく，半凍結・微凍結状態で貯蔵する方法である。

問題38　藻類についての記述である。**正しいもの**を一つ選びなさい。 やや難

(1)　干し昆布の表面の白い粉の主成分は，マンノースである。

(2)　アルギン酸は，紅藻類に含まれる多糖類である。

(3)　褐藻類には，カロテノイド色素のフコキサンチンが多く含まれる。

(4)　アオサは，藍藻類である。

(5)　アサクサノリは，緑藻類である。

問題39　生鮮野菜の貯蔵についての記述である。**正しいもの**を一つ選びなさい。

(1)　収穫後貯蔵中の呼吸量は，根菜類が最も大きい。

(2)　エチレン生成を促進することが，野菜の鮮度保持につながる。

(3)　キュウリやナスの貯蔵温度は，5℃以下にするのが望ましい。

(4)　MA包装では，袋の中が低酸素・高二酸化炭素状態に保たれる。

(5)　CA貯蔵は，貯蔵倉庫内を低温・高酸素状態にする貯蔵法である。

●令和2年度 (第22回)

問題31　果物に存在するプロテアーゼである。**誤っているもの**を一つ選びなさい。

(1)　フィシン

(2)　アクチニジン

(3)　ブロメライン

(4)　パパイン

(5)　キモシン

問題32　日本食品標準成分表2015年度版（七訂）についての記述である。**誤っているもの**を一つ選びなさい。

(1)　一般成分とは，たんぱく質，脂質，炭水化物，灰分およびビタミンのことである。

(2)　食物繊維は，水溶性食物繊維，不溶性食物繊維およびそれらの総量が記載されている。

(3)　食塩相当量が記載されている。

(4)　たんぱく質は，基準窒素量から求めたもの，およ

びアミノ酸組成から求めたものが記載されている。

(5)　各成分が未測定の場合は，「―」と記載されている。

問題33　二糖類の還元性についての記述である。**誤っているもの**を一つ選びなさい。 やや難

(1)　ショ糖（スクロース）は非還元糖である。

(2)　セロビオースは，還元糖である。

(3)　トレハロースは，非還元糖である。

(4)　乳糖（ラクトース）は，還元糖である。

(5)　麦芽糖（マルトース）は，非還元糖である。

問題34　乳化系食品についての記述である。**誤っているもの**を一つ選びなさい。

(1)　マヨネーズは，O/W型エマルションの食品である。

(2)　マーガリンは，W/O型エマルションの食品である。

(3)　牛乳は，O/W型エマルションの食品である。

(4)　アイスクリームは，W/O型エマルションの食品である。

(5)　バターは，W/O型エマルションの食品である。

問題35　甘味類についての記述である。**正しいもの**を一つ選びなさい。 やや難

(1)　カンショ糖は，サトウキビの茎の搾汁（糖液）から精製される。

(2)　含蜜糖は，遠心分離などの工程により砂糖の結晶から糖蜜を除いたものである。

(3)　ざらめ（双目）糖は，くるま（車）糖より結晶粒径が細かい。

(4)　異性化糖は，ブドウ糖と乳糖の混合液糖である。

(5)　上白糖には，着色防止のために転化糖が加えられている。

問題36　食肉についての記述である。**誤っているもの**を一つ選びなさい。

(1)　日本の市場に出回っている和牛の多くは，褐毛和種である。

(2)　死後硬直は，筋肉中のアクチンとミオシンがアクトミオシンを形成して起こる。

(3)　生後1年未満の羊肉をラム，1年以上の羊肉をマトンという。

(4)　熟成に要する期間は，豚肉よりも牛肉のほうが長い。

(5)　ベーコンは，塩漬けした豚のバラ肉を燻製して製造される。

問題37　アルコール飲料についての記述である。**正しい**

ものを一つ選びなさい。

（1）アルコール分2％以上の飲料が，酒類に規定されている。

（2）赤ワインは，赤色または黒色系のぶどうの果皮を取り除き発酵，熟成したものである。

（3）ビールは，麦芽，ホップ，水を主原料として単発酵したものである。

（4）リキュールは，醸造酒，蒸留酒に糖類，果実，香料などを加えて製造したものである。

（5）蒸留酒には，清酒，ワイン，ビールなどがある。

問題38 食品成分の変化についての記述である。**正しいもの**を一つ選びなさい。やや難

（1）高分子の鎖状化合物を水に分散させた粘性の流動性コロイドを，ゲルという。

（2）糊化したでんぷんの老化は，冷蔵により抑制される。

（3）熟成による軟化過程で，果物のペクチンは分解されない。

（4）脂質の自動酸化に，酸素分子は関与しない。

（5）たんぱく質を熱変性させても，一次構造はほとんど変化しない。

問題39 食品の温度制御についての記述である。**誤っているもの**を一つ選びなさい。やや難

（1）水分の多い食品は，チルド温度帯での保存に適している。

（2）氷温貯蔵により保存期間を延長できるが，うま味や食感の向上にはつながらない。

（3）パーシャルフリージングは，食品を半凍結状態あるいは微凍結状態で保存する方法である。

（4）パーシャルフリージングの温度帯では，氷結晶が生じやすい。

（5）最大氷結晶生成帯の通過時間が長くなると，氷結晶が大きくなる。

● 令和元年度（第21回）

問題31 でんぷんについての記述である。**正しいもの**を一つ選びなさい。難

（1）でんぷんは，直鎖状の分子のアミロースと枝分かれの多い分子のペクチンで構成される。

（2）急速冷凍は，糊化したでんぷんの老化防止に有効ではない。

（3）でんぷんの糊化温度は，水分含量の多少によらず一定している。

（4）原料となる作物が異なっていても，得られるでんぷんの特性は同じである。

（5）我が国で最も多く使用されているでんぷんの原料作物は，とうもろこしである。

問題32 脂質についての記述である。**誤っているもの**を一つ選びなさい。やや難

（1）コレステロールは，不ケン化物である。

（2）レシチンは，乳化性を示す。

（3）トリグリセリドは，グリセリンと脂肪酸のエステルである。

（4）油脂のケン化価は，構成脂肪酸の分子量が小さければ大きくなる。

（5）ステアリン酸の融点は，リノール酸の融点よりも低い。

問題33 食品の機能および機能性食品についての記述である。**正しいもの**を一つ選びなさい。

（1）食品には，色，味，香り，物理的特性などの一次機能がある。

（2）機能性表示食品とは，事業者の責任において科学的根拠に基づく機能性を表示した保健機能食品のことである。

（3）機能性表示食品は，一般の食品とは違い疾病の予防や治癒などの表示が許可されている。

（4）栄養機能食品には，許可マークがある。

（5）特別用途食品は，保健機能食品の一つである。

問題34 食品加工法とその原理（作用）の組合せである。**誤っているもの**を一つ選びなさい。やや難

（1）油脂の硬化 ——— 化学的作用

（2）蒸留 ——————— 物理的作用

（3）酵素 ——————— 生物的作用

（4）超高圧利用 ——— 物理的作用

（5）膜利用 ————— 生物的作用

問題35 いも類についての記述である。**誤っているもの**を一つ選びなさい。

（1）さつまいもを長期保存する際には，キュアリング処理が有効である。

（2）きくいもに含まれる炭水化物の主成分は，イヌリンである。

（3）こんにゃくいもに含まれるグルコマンナンは，難消化性である。

（4）やまのいも類の粘質物は，加熱すると粘性が大きく低下する。

（5）いわゆる片栗粉として流通しているでんぷんは，さつまいも由来のものが多い。

問題36 肉類についての記述である。**誤っているもの**を一つ選びなさい。 やや難

(1) 魚類では，死後のATPの分解程度を指標とするK値が低いほど鮮度がよい。

(2) 死後硬直の解除に必要な時間は，長い順に牛＞豚＞鳥である。

(3) ハム・ソーセージは，亜硫酸ナトリウムの使用が許可されている。

(4) 牛肉の肉質等級は1～5の5段階であり，最も良い等級は5である。

(5) 食肉脂肪の融点は，牛＞豚＞鳥の順に高い。

問題37 野菜類についての記述である。**誤っているもの**を一つ選びなさい。 やや難

(1) 可食部100g当りのカロテン含量が600μg未満でも，緑黄色野菜に分類する野菜がある。

(2) にんにくに含まれるアリシンは，ビタミンB₁と結合するとビタミンB₁の吸収力を高める。

(3) とうがらしの赤色色素は，カプサンチンである。

(4) にんじんは，アスコルビン酸オキシダーゼ活性が高い。

(5) ほうれんそうには，カルシウムの吸収を阻害するフィチン酸が多く含まれる。

問題38 発酵調味料についての記述である。**正しいもの**を一つ選びなさい。 やや難

(1) 果実酢の主成分は，クエン酸である。

(2) 醤油の色は，発酵中に生成したメラニンによる。

(3) 麦みそは，麹の主原料として小麦を使った味噌である。

(4) 米味噌の塩分濃度は，淡口醤油の塩分濃度より低い。

(5) 本みりんは，酒税法では酒類として取り扱っていない。

問題39 食品の保蔵についての記述である。**正しいもの**を一つ選びなさい。

(1) 一般に水分活性の高い食品は，保蔵性が高い。

(2) 最大氷結晶生成帯を素早く通過させた食品は，解凍時のドリップが少ない。

(3) CA貯蔵は，二酸化炭素の組成率を大気よりも下げて貯蔵性を向上させる技術である。

(4) パーシャルフリージングの温度帯では，氷結晶ができにくい。

(5) チルド食品は，加圧殺菌釜中で加熱殺菌したものである。

●平成30年度（第20回）

問題31 食品の水分活性についての記述である。**正しいもの**を一つ選びなさい。

(1) 水分活性が0.65～0.85の食品は，中間水分食品と呼ばれる。

(2) 油脂の酸化は，水分活性が低いほど抑制される。

(3) 生育に必要な最低水分活性は，カビ＞酵母＞細菌の順である。

(4) 食塩としょ糖を等重量添加した場合，しょ糖のほうが水分活性が低い。

(5) 食品を乾燥すると，結合水の量が減少し水分活性が低下する。

問題32 ビタミンについての記述である。**誤っているもの**を一つ選びなさい。 難

(1) わらびには，ビタミンB₁分解酵素チアミナーゼが含まれる。

(2) 食品中のトリプトファン60mgから，ナイアシン1mgが生体内で合成される。

(3) きゅうりには，アスコルビン酸オキシダーゼが含まれる。

(4) きくらげには，ビタミンD₃（コレカルシフェロール）が含まれる。

(5) ブロッコリーには，葉酸が含まれる。

問題33 甘味についての記述である。**誤っているもの**を一つ選びなさい。

(1) 甘酒には，グルコースが多く含まれる。

(2) 水あめには，マルトースが多く含まれる。

(3) 牛乳は，ラクトースを含み淡い甘味を呈する。

(4) テンサイから抽出される主な糖分は，スクロースである。

(5) 異性化糖は，グルコースとマンノースの混合液糖である。

問題34 穀類および加工品についての記述である。**正しいもの**を一つ選びなさい。

(1) うるち米よりもち米のほうが，アミロース含量が高い。

(2) 白玉粉は，うるち米を用いて製造される。

(3) 強力粉より薄力粉のほうが，グルテン含量が高い。

(4) うどんは，主として中力粉を用いて製造される。

(5) 大麦の六条種は，主としてビールなどの醸造用原料として利用される。

問題35 豆類についての記述である。**正しいもの**を一つ

選びなさい。`やや難`

⑴　大豆は，たんぱく質30％，脂質20％程度を含む。

⑵　一般に，アメリカ産大豆は日本産や中国産に比べて低脂肪である。

⑶　小豆は，たんぱく質20％程度，脂質60％程度を含む。

⑷　豆乳は，アルブミンを多く含む。

⑸　いんげん豆のでんぷんをめん状にしたものが，普通はるさめである。

問題36　魚介類についての記述である。**誤っているもの**を一つ選びなさい。

⑴　魚のたんぱく質は，畜肉に比べて肉基質たんぱく質が多い。

⑵　魚の脂質は，普通肉よりも血合肉に多い。

⑶　海水魚の生臭いにおいは，主にトリメチルアミンによる。

⑷　えび・かになどの甲殻類の殻には，アスタキサンチンが含まれている。

⑸　魚の旨味成分であるイノシン酸は，ATPの分解により生じる。

問題37　乳類についての記述である。**正しいものの組合せ**を一つ選びなさい。

ａ．バターは，水中油滴型（O/W）エマルションを形成している。

ｂ．ナチュラルチーズは，いくつかの原料チーズをブレンドしたものである。

ｃ．牛乳の殺菌方法のひとつとして，LTLT法がある。

ｄ．クリームは，牛乳を遠心分離したとき上層に浮上する脂肪を主とする画分である。

⑴　ａとｂ　　⑵　ａとｃ　　⑶　ｂとｃ

⑷　ｂとｄ　　⑸　ｃとｄ

問題38　発酵食品についての記述である。**正しいもの**を一つ選びなさい。`やや難`

⑴　ぶどう酒，りんご酒など果実発酵酒は，複発酵法により製造される。

⑵　ウィスキーやブランデーは，醸造酒である。

⑶　味噌や醤油の製造には，麹菌，酵母，乳酸菌の働きが必要である。

⑷　糸引き納豆と寺納豆の製造には，同じ納豆菌の働きが必要である。

⑸　果実酢の製造には，麹菌の働きが必要である。

問題39　保健機能食品についての記述である。**正しいものの組合せ**を一つ選びなさい。

ａ．食物繊維とオリゴ糖は，規格基準型の特定保健用食品に認められている関与成分である。

ｂ．カルシウムと葉酸は，疾病リスク低減表示ができる特定保健用食品の関与成分である。

ｃ．栄養機能食品の表示対象となる栄養成分は，ミネラル6種類とビタミン13種類のみである。

ｄ．生鮮食品や農産物は，機能性表示食品とすることができない。

⑴　ａとｂ　　⑵　ａとｃ　　⑶　ａとｄ

⑷　ｂとｃ　　⑸　ｂとｄ

6 調理学に関する科目

問題40 野菜の調理についての記述である。**誤っている**ものを一つ選びなさい。 やや難
(1) 野菜を2％食塩水に浸漬すると，脱水する。
(2) 野菜を加熱調理すると，浸透圧により調味される。
(3) 赤カブを酢漬けにすると，赤色を呈する。
(4) ワラビをアク抜きするには，重曹などを用いる。
(5) 大根を2％食塩水で煮ると，水煮よりもやわらかくなる。

問題41 煮物についての記述である。**誤っている**ものを一つ選びなさい。
(1) 煮魚は，落し蓋をすると煮崩れしにくい。
(2) 圧力鍋を用いると，加熱温度は120℃前後に上昇する。
(3) 煮汁の対流によって，調味される。
(4) いんげんまめは，吸水させずに加熱することができる。
(5) 含め煮では，煮汁の量は十分に必要である。

問題42 加熱機器・器具についての記述である。**正しい**ものを一つ選びなさい。 やや難
(1) ステンレスの熱伝導率は，アルミニウムより高い。
(2) 電子レンジは，磁力線を利用した機器である。
(3) 都市ガスは，プロパンガスよりも発熱量が大きい。
(4) 電磁調理器は，熱効率が高い。
(5) 強制対流式オーブンは，自然対流式オーブンよりも調理時間がかかる。

問題43 小麦粉のグルテン形成についての記述である。**正しい**ものを一つ選びなさい。
(1) 砂糖を添加すると，促進される。
(2) 油脂を添加すると，促進される。
(3) 食塩を添加すると，抑制される。
(4) 70℃以上の水の添加は，促進する。
(5) 加水後の適度な混ねつは，促進する。

問題44 減塩調理の工夫についての記述である。**誤っている**ものを一つ選びなさい。
(1) だしのうま味を強めて調味する。
(2) 塩味の代わりに，食酢の酸味を利用する。

(3) 食卓でのしょうゆは，白しょうゆを使う。
(4) しそなどの香りの強い野菜で，味にアクセントをつける。
(5) 揚げ物などは，油の風味で，塩味のものたりなさを補う。

問題45 食肉の調理についての記述である。**正しいもの**を一つ選びなさい。 やや難
(1) すき焼きの肉は，こんにゃくのカルシウムでかたくなる。
(2) ひき肉には，もも・すねなどの結合組織の少ない肉を利用する。
(3) 食肉をマリネにすると，肉質がかたくなる。
(4) ウェルダンのステーキの中心部の色は，淡赤色である。
(5) 肉を煮込む前に炒めることで，肉のエキス分が溶け出しやすくなる。

問題46 米の吸水についての記述である。**正しいものの**組合せを一つ選びなさい。
a. しょうゆは，うるち米の吸水を妨げる。
b. もち米の吸水率は，うるち米の吸水率より低い。
c. うるち米の吸水率は，約2時間で平衡になる。
d. うるち米の吸水速度は，水温が低いほど速い。
(1) aとb (2) aとc (3) bとc
(4) bとd (5) cとd

問題40 非加熱調理操作についての記述である。**正しい**ものを一つ選びなさい。 やや難
(1) 食品の洗浄の際に，薄い洗剤溶液を使用することはない。
(2) 干しわかめの吸水率は，約5倍である。
(3) あさりは，0.3％の食塩水に浸漬して砂出しする。
(4) ごぼうは，薄い重曹水に浸漬してアクを抜く。
(5) 昆布の水だし法では，30～60分間水に浸してだしをとる。

問題41 切砕および包丁についての記述である。**誤っている**ものを一つ選びなさい。
(1) 隠し包丁をすると，食材への火の通りや調味料の浸透を速めることができる。

(2)　面取りをすると，煮崩れを防ぐことができる。

(3)　肉の線維や野菜の繊維に平行に切ると，やわらかい口当たりとなる。

(4)　文化包丁は，刃先が鋭利で，野菜，肉や魚に使え，万能である。

(5)　ステンレス製の包丁は，錆びにくく，研ぎにくい。

問題42　揚げ物についての記述である。**正しいもの**を一つ選びなさい。

(1)　ポテトチップスは，約180℃の油でさっと揚げる。

(2)　油の比熱は，水の約2倍である。

(3)　揚げ物の伝熱は，主として油の対流による。

(4)　中国料理の油通しは，約180℃の高温の油にさっと通す。

(5)　パン粉揚げの吸油率は，素揚げに比べて少ない。

問題43　もち米の調理についての記述である。**誤っているもの**を一つ選びなさい。

(1)　もち米粉は，室温の水でこねる。

(2)　もち米の吸水率は，うるち米より高い。

(3)　こわ飯の仕上がり重量は，もち米重量の1.6～1.9倍である。

(4)　蒸しこわ飯のかたさは，ふり水で調整できない。

(5)　おいしい餅は，ペースト状の糊化したでんぷんともち米の微細な粒組織が，平均して混在している。

問題44　小麦粉の調理についての記述である。**正しいもの**を一つ選びなさい。

(1)　中華めんは，小麦粉のフラボノイド色素が酸性で黄色を呈する。

(2)　蒸しパンの膨化は，酵母の発酵によるものである。

(3)　てんぷらの衣は，グルテン形成を促すために低温でつくる。

(4)　茶褐色のルーに加温した牛乳を加えたペーストの粘度は，白色ルーを用いた場合よりも低い。

(5)　バッターとは，水分量の少ない流動性のある生地のことである。

問題45　豆類とその加工品の調理についての記述である。**誤っているもの**を一つ選びなさい。

(1)　大豆は，1％食塩水で浸漬・煮熟すると，やわらかくなる。

(2)　黒豆は，鉄鍋で煮ると，美しい黒色になる。

(3)　湯豆腐は，ゆで水に0.5～1％の食塩を加えると，すだちが起きにくい。

(4)　揚げ豆腐は，豆腐を脱水して片栗粉をまぶして油で揚げたものである。

(5)　凍り豆腐は，沸騰水中で戻してから調味液で煮る。

問題46　砂糖添加による特性についての記述である。**誤っているもの**を一つ選びなさい。

(1)　ジャムでは，微生物の生育を抑制する。

(2)　求肥では，でんぷんの老化を抑制する。

(3)　きんとんでは，粘りやつやを付与する。

(4)　バターケーキでは，油脂の酸化を促進する。

(5)　ビスケットでは，きれいな焦げ色がつく。

●令和2年度(第22回)

問題40　湿式加熱についての記述である。**正しいもの**を一つ選びなさい。

(1)　たけのこのえぐ味を除去するために，重曹を入れてゆでる。

(2)　根菜類をゆでる時は，5倍量の水でゆでるとよい。

(3)　煮物の伝熱は，調味液の伝導による。

(4)　落し蓋を用いると，少ない煮汁でも調味料が全体にゆきわたる。

(5)　含め煮の煮汁は，煮つけの煮汁より少ない。

問題41　炊飯についての記述である。**正しいもの**を一つ選びなさい。 やや難

(1)　炊飯の過程は，洗米，浸漬，加水そして加熱の順である。

(2)　炊飯の加水量は，米重量の1.2倍，米容量の1.5倍が標準である。

(3)　米の吸水速度は水温により異なるので，夏場は約30分，冬場は約60分浸漬する。

(4)　炊飯の加熱過程は，沸騰期，温度上昇期，蒸し煮期そして蒸らし期の順の4段階である。

(5)　洗米は，アクを取るために行う。

問題42　食事における減塩の工夫についての記述である。**誤っているもの**を一つ選びなさい。

(1)　新鮮な素材を使い，そのものの持ち味を大切にする。

(2)　だしのうま味をきかせて調味する。

(3)　食卓での醤油は，淡口醤油を使う。

(4)　塩味の代わりにゆず，レモンや食酢の酸味を利用する。

(5)　しょうがやしそなどの香味野菜，香辛料などで味にアクセントをつける。

問題43　卵白の泡立てについての記述である。**正しいもの**を一つ選びなさい。 やや難

(1) 卵白の温度が低いと，泡立ちやすい。

(2) 新鮮卵の卵白は，泡立ちにくい。

(3) 少量のレモン汁を加えると，泡立たなくなる。

(4) 砂糖を加えてから攪拌すると，泡立ちやすい。

(5) 卵白のみよりも，全卵の方が泡立ちやすい。

問題44 ゼラチンゲルについての記述である。**正しいもの**の組合せを一つ選びなさい。

　a．夏場の室温に放置すると，ゲルは融解する。

　b．果汁の酸性が強いほど，ゲルはかたくなる。

　c．生のパパイヤを用いたゲルは，かたくなる。

　d．砂糖を添加したゲルは，かたくなる。

(1) aとb　　(2) aとc　　(3) aとd

(4) bとc　　(5) cとd

問題45 小麦粉のグルテンについての記述である。**誤っているもの**を一つ選びなさい。

(1) グルテンは，小麦粉に含まれるグルテニンとグリアジンというたんぱく質からできている。

(2) 水を加えるとグルテニンはかたいゴムのように弾力性をもち，グリアジンは流動性と粘着性を生じる。

(3) 小麦粉に約50％の水を加えてこねると，弾力性のあるドウとなる。

(4) グルテンの形成には，たんぱく質が変性しない程度の高い水温が適している。

(5) 食塩はグルテンの網目構造を粗くし，生地のこしを弱くする。

問題46 豆類の調理についての記述である。**正しいもの**を一つ選びなさい。

(1) あんは，でんぷんの多い豆を用い，沸騰したらびっくり水を加えて煮えむらを防止する。

(2) 渋切りとは，豆に含まれる栄養成分を取り除く操作である。

(3) 乾燥豆の吸水速度は，すべての種類の豆で同じである。

(4) あんに80～90％の砂糖を加えて加熱したものを，「練りあん」という。

(5) 煮豆をそのままつぶしたものを，「こしあん」という。

● 令和元年度（第21回）

問題40 献立作成についての記述である。**誤っているもの**を一つ選びなさい。

(1) 食品群は，食品を栄養的役割によって分類したものである。

(2) 食品成分表の成分値は，食品100g当りの数値である。

(3) 食品構成表は，年齢別・性別の望ましい食品摂取量の目安が示されている。

(4) 廃棄率は，食品を購入する際の購入量の概算に利用できる。

(5) 主菜は副食の中心となる料理で，たんぱく質食品を主とする。

問題41 適切なホームフリージングについての記述である。**正しいもの**の組合せを一つ選びなさい。

　a．豆腐は，冷凍しても解凍後に元の状態に戻る。

　b．食肉は，密閉して金属板を使用し凍結させる。

　c．冷凍ぎょうざは，室温で解凍する。

　d．野菜類は，ブランチングして冷凍する。

(1) aとb　　(2) aとc　　(3) aとd

(4) bとc　　(5) bとd

問題42 もち米の調理についての記述である。**正しいもの**を一つ選びなさい。

(1) もち米粉は，熱湯でこねる。

(2) もち米の吸水率は，うるち米より低い。

(3) こわ飯の仕上がり重量は，もち米重量の2.2～2.4倍である。

(4) 蒸しこわ飯は，ふり水で硬さが調節できる。

(5) おいしいもちの組織は，全体が均一なペースト状である。

問題43 魚類の調理についての記述である。**誤っているもの**を一つ選びなさい。

(1) 白ワインは，魚臭を弱める。

(2) 味噌は，魚臭を弱める。

(3) レモンは，魚臭を強める。

(4) 食塩は，魚臭を弱める。

(5) しょうがは，魚臭を弱める。

問題44 食肉の軟化調理についての記述である。**誤っているもの**を一つ選びなさい。

(1) すね肉は，水中で長時間加熱するとやわらかくなる。

(2) すね肉は，ひき肉にするとやわらかくなる。

(3) 食肉は，パインアップル果汁に浸漬すると肉の線維がやわらかくなる。

(4) 食肉は，香味野菜と食酢に漬け込む（マリネ）と肉質がやわらかくなる。

(5) 食肉は，線維に平行に切ると歯でかみ切りやすくなる。

問題45　油脂を用いた調理についての記述である。**誤っ
ているものを一つ選びなさい。**やや難

(1)　ピラフは，米を油脂で炒めてから炊き上げる。

(2)　ブール・マニエは，小麦粉とバターを混合してつ
くる。

(3)　サンドイッチ用のパンにバターを塗るのは，油脂
の疎水性を利用している。

(4)　マドレーヌは，油脂のショートニング性を利用し
ている。

(5)　パウンドケーキは，油脂のクリーミング性を利用
している。

問題46　介護食の調理についての記述である。**誤ってい
るものを一つ選びなさい。**やや難

(1)　とんかつは，薄切り肉を重ねた肉を使うとかみ切
りやすくなる。

(2)　ミキサー食は，ゼリー状にすると見た目がよく
なる。

(3)　生野菜は，咀嚼機能を補うために細かく刻むと食
べやすくなる。

(4)　マッシュポテトは，マヨネーズを加えると食べや
すくなる。

(5)　にんじんは，加熱後に冷凍するとやわらかく食べ
やすくなる。

●平成30年度（第20回）

問題40　献立作成についての記述である。**誤っているも
のを一つ選びなさい。**

(1)　献立を立てるには，初めに主食を決める。

(2)　食事バランスガイドは，年齢・活動量をもとにし
て摂取量の目安としている。

(3)　日本人の食事摂取基準は，献立を立てる際の栄養
上の指標となる。

(4)　食品群は，食品を栄養的役割によっていくつかの
グループに分けたものである。

(5)　食品構成表は，1日の各食品群の摂取目安量を示
すものである。

問題41　計量についての記述である。**正しいものを一つ
選びなさい。**やや難

(1)　秤量は，はかりで正確にはかれる最小の重量のこ
とをいう。

(2)　米1合は，200mLのカップ1杯を目安とする。

(3)　アルコール温度計は，−50〜630℃付近までの広
い範囲で使用可能である。

(4)　放射温度計は，センサーを食品に差し込み測定

する。

(5)　乾湿計は，温度と湿度を同時にはかることがで
きる。

問題42　揚げ物についての記述である。**正しいものを一
つ選びなさい。**やや難

(1)　油の比熱は，水の約2倍である。

(2)　パン粉揚げの吸油率は，素揚げに比べて少ない。

(3)　ポテトチップスは，約180℃の高温の油でさっと
揚げる。

(4)　揚げ物の伝熱は，主として油の対流による。

(5)　中国料理の油通しは，約180℃の高温の油にさっ
と通す。

問題43　加熱調理器具についての記述である。**正しいも
のを一つ選びなさい。**

(1)　ステンレス鍋は，鉄鍋よりも熱伝導率がよい。

(2)　自然対流式オーブンは，対流による伝熱のみで加
熱する。

(3)　土鍋は，電磁調理器でも使用することができる。

(4)　圧力鍋は，加熱時間を短縮することができる。

(5)　無水鍋では，蒸し料理はできない。

問題44　豆腐の調理についての記述である。**正しいもの
の組合せを一つ選びなさい。**

a．揚げ豆腐は，豆腐を軽い重石などで脱水して用
いる。

b．豆腐は，ゆで水に0.5〜1％の食塩を加えるとすだ
ちやすい。

c．凍り豆腐は，酢水で20分もどし，調味液で煮る。

d．がんもどきは，絞り豆腐に野菜を加えて油で揚げ
たものである。

(1)　aとb　　(2)　aとc　　(3)　aとd

(4)　bとc　　(5)　cとd

問題45　卵の調理についての記述である。**正しいものを
一つ選びなさい。**やや難

(1)　落し卵は，ゆで汁に3％の食酢を加えると凝固し
にくい。

(2)　牛乳中のカルシウムは，卵液の熱凝固を抑制する。

(3)　卵白の完全凝固温度は，80℃以上である。

(4)　濃厚卵白は，水様卵白に比べて泡立ちやすい。

(5)　卵白の乳化性は，卵黄よりも大である。

問題46　魚介類の調理についての記述である。**正しいも
のを一つ選びなさい。**

(1)　生の白身魚は，赤身魚に比べて肉質がやわらかい。

(2) 魚肉は，すり潰すと粘弾性のあるすり身になる。

(3) 白身魚の煮付けは，赤身魚より濃い味付けが適している。

(4) 筋形質たんぱく質の多い魚は，でんぶに適する。

(5) いかは，開いて加熱すると内臓側に収縮する。

7 食品の流通・消費に関する科目

問題47 我が国のトレーサビリティについての記述である。**正しいものの組合せ**を一つ選びなさい。
 a．牛海綿状脳症発症を契機に，2003年に牛トレーサビリティ法がつくられた。
 b．高病原性鳥インフルエンザ流行を契機に，2004年に鳥トレーサビリティ法がつくられた。
 c．事故米不正転売を契機に，2009年に米トレーサビリティ法がつくられた。
 d．豚コレラ発症を契機に，2018年に豚トレーサビリティ法がつくられた。
 (1) aとb　　(2) aとc　　(3) aとd
 (4) bとc　　(5) cとd

問題48 食料消費と環境問題についての記述である。**誤っているもの**を一つ選びなさい。
 (1) リデュースとは，廃棄物の発生を抑制し省資源化を進めることである。
 (2) フード・マイレージは，輸入食料の輸送量に輸送距離を乗じたものである。
 (3) CFP (Carbon Footprint of Products) は，2006年にイギリスから始まった。
 (4) バーチャルウォーターとは，輸入国で対象の牛が直接飲んだ水の量を推定したものである。
 (5) 廃棄される食品は，飼料や肥料などに回った食品を含め，すべて食品ロスである。

問題49 近年の卸売市場についての記述である。**正しいもの**を一つ選びなさい。**難**
 (1) 野菜類の流通は，6〜7割が卸売市場を経由している。
 (2) 鶏卵の流通は，農協などが生産者から集荷した後，卸売市場に出荷される。
 (3) 果実類の流通は，2〜3割が卸売市場を経由している。
 (4) 国内で水揚げされた漁獲物は，一般的に，出荷業者によって直接，消費地卸売市場に出荷される。
 (5) 卸売市場の取引は，依然として，セリや入札による取引の割合が高い。

問題50 マーケティングの理論についての記述である。**正しいもの**を一つ選びなさい。**やや難**

 (1) 近年は，プッシュ戦略よりもプル戦略が優先される。
 (2) カスタマー・インサイトの目的は，インターネットで顧客のニーズや心理を探ることである。
 (3) PB (Private Brand) 商品は，主として食品製造業者が企画・開発した商品である。
 (4) ロジスティクスとは，物の流れに重点をおいた物流のことである。
 (5) マーケティングとは，20世紀初頭にアメリカで生まれた市場創造に関する考え方・技術である。

問題51 食品の流通についての記述である。**誤っているもの**を一つ選びなさい。
 (1) 総合商社は，近年，バリューチェーンを強化し，川下産業にも進出している。
 (2) 市場外流通は，卸売市場流通を補完する流通システムで，一定の存在意義がある。
 (3) 流通は，生産者と消費者を結びつける一連の活動である。
 (4) 産地直送は，6次産業化にもつながる流通システムである。
 (5) 大手スーパーマーケットでは，PB (Private Brand) 商品の開発や販売を充実させている。

問題52 中食の業態，惣菜の定義（日本惣菜協会）についての記述である。**誤っているもの**を一つ選びなさい。
 (1) 中食の業態は，「専門店・他」「百貨店」「総合スーパー」「食品スーパー」「コンビニエンスストア」の5つに分類される。
 (2) 料理品は，中食に分類される。
 (3) 移動販売による惣菜は，中食に含まれない。
 (4) 惣菜には，弁当，サンドイッチ，お好み焼き，たこ焼きが含まれる。
 (5) 精肉店は，中食の業態にも含まれる。

問題53 高齢化と少子化社会における食市場についての記述である。**誤っているもの**を一つ選びなさい。
 (1) 健康食品市場は，高齢者の健康維持・健康長寿への関心の高まりにともない拡大している。
 (2) 介護食品市場は，高齢者人口の増加を背景に拡大している。
 (3) ベビーフード（離乳食）市場は，働く女性の増加，少子化が進むなかで縮小しつつある。

(4)　健康食品には，法律上の定義はない。

(5)　食品宅配市場は，高齢者世帯の増加を背景に拡大している。

問題47　我が国の食料自給率についての記述である。正しいものを一つ選びなさい。**難**

(1)　1960年度の供給熱量ベースの食料自給率は，79%である。

(2)　供給熱量ベースの食料自給率は，2000年度以降，70%前後で推移している。

(3)　生産額ベースの食料自給率は，2010年度以降，40%前後で推移している。

(4)　穀物自給率は，供給熱量ベースの食料自給率より，高い値である。

(5)　生産額ベースの食料自給率は，長期的にみて，増加傾向にある。

問題48　2013年度の食品循環資源についての記述である。正しいものを一つ選びなさい。**難**

(1)　外食産業の再生利用等実施率は，45%である。

(2)　食品卸売業の再生利用等実施率は，25%である。

(3)　食品小売業の再生利用等実施率は，95%である。

(4)　食品製造業の再生利用等実施率は，58%である。

(5)　食品産業合計の再生利用等実施率は，85%である。

問題49　食品流通の安全確保についての記述である。正しいものを一つ選びなさい。

(1)　GAP（農業生産工程管理）は，good agricultural processの略である。

(2)　トレーサビリティは，食品の生産から消費までの移動を把握するものである。

(3)　日本産冷凍ホウレンソウは，2002年に使用基準を上回る残留農薬が検出され社会問題となった。

(4)　消費者庁は，容器包装された加工食品へのアレルギー表示を推奨している。

(5)　法令遵守のみが，企業の社会的責任である。

問題50　中食産業についての記述である。誤っているものを一つ選びなさい。

(1)　日本惣菜協会は，中食の業態を「専門店・他」，「百貨店」，「総合スーパー」，「食品スーパーマーケット」，「コンビニエンスストア」の5つに分類している。

(2)　中食には，外食産業におけるテイクアウトや宅配も含まれる。

(3)　日本フードサービス協会の「外食産業市場規模推計」では，料理品が中食に当たる。

(4)　「2015年版惣菜白書」では，2003〜2013年の惣菜市場で最も高い伸びを示したのが百貨店である。

(5)　中食の市場規模は，外食産業の市場規模が既にピークを迎えているのに対し，拡大傾向にある。

問題51　食品問屋（卸売業者）についての記述である。誤っているものを一つ選びなさい。**やや難**

(1)　食品問屋（卸売業者）は，取扱品目の違いにより，総合卸と専門卸に区分される。

(2)　食品問屋（卸売業者）は，取扱品目の仕向け先により，市販品卸と業務用卸に区分される。

(3)　二次卸とは，地方などできめ細かい流通経路を構築している小規模な卸売業者のことである。

(4)　近年，総合商社は，コンビニエンスストアなどの川下産業との取引関係を強化している。

(5)　リードタイム（発注から納品までの時間）は，EOSを導入することで短縮された。

問題52　食品の価格理論についての記述である。誤っているものを一つ選びなさい。

(1)　商品の需要量は，一般的に価格が上昇すると減少する。

(2)　均衡価格とは，需要量と供給量が調整され一致する点での価格をいう。

(3)　所得弾性値が正の値をとる商品は，正常財と呼ばれる。

(4)　劣等財とは，所得が増えることで需要が減少する商品をいう。

(5)　価格弾性値が1より小さい場合，弾力性が大きいあるいは弾力的であるという。

問題53　品目別食品消費の変化についての記述である。正しいものを一つ選びなさい。**やや難**

(1)　米の消費量は，長期的に減少傾向にあるが，穀類全体では一貫して増加傾向となっている。

(2)　野菜の摂取量は，年齢別にみると60歳以上で非常に少なくなっている。

(3)　魚介類の摂取量は，年齢が高いほど少なくなる。

(4)　卵類の摂取量は，全年齢層で増加傾向にある。

(5)　魚介類の摂取量は，1990年代には肉類の摂取量を上回っていた。

問題47　食品産業の技術開発についての記述である。正しいものを一つ選びなさい。**やや難**

(1) 個別包装技術の進歩は，食品の製品開発とは一線を画していた。
(2) コールドチェーンは，2000年代から冷蔵・冷凍技術の進歩とともに整備されはじめた。
(3) コールドチェーンが高度化する中で，2000年代からはチルド食品の流通が普及した。
(4) フリーズドライ製法の開発は，インスタントコーヒーの普及に役立った。
(5) 異性化糖は，砂糖に比べ価格が高く，一部の高級菓子に使用されている。

問題48 加工食品についての記述である。**誤っているもの**を一つ選びなさい。**やや難**
(1) 2005年の飲食料の最終消費額における加工食品の支出割合は，50％を超えていた。
(2) レトルト食品は，世界で初めて日本が技術開発した製品である。
(3) 家庭内食での加工食品の利用が増える一因は，調理時間の短縮である。
(4) 調理の手間の軽減というニーズは，レトルト食品の需要を大きく伸ばした。
(5) 冷凍食品の国内生産量は，2005年頃までに急速に増加した。

問題49 我が国のチェーンレストランについての記述である。**誤っているもの**を一つ選びなさい。
(1) 1970年を起点にチェーンレストランが次々に登場した。
(2) 1971年にマクドナルド第1号店がオープンした。
(3) モータリーゼーションに支えられ，チェーンレストランは全国に広がった。
(4) チェーン化実現のために，本部(本社)と店舗の機能の統合化が行われた。
(5) 標準化とシステム化を図るため，マニュアルが導入された。

問題50 我が国の中食産業についての記述である。**正しいもの**を一つ選びなさい。
(1) 中食産業の業態には，宅配専門店は含まれない。
(2) 日本惣菜協会では，お好み焼き，たこ焼きを惣菜として分類している。
(3) 中食産業の業種としては，ファストフード，ファミリーレストラン，カフェなどがある。
(4) 2003〜2013年の惣菜の市場規模伸び率で最も高い伸びを示したのは，総合スーパーマーケットであった。
(5) 料理品小売業市場の規模は，1997〜2014年では，

微減となった。

問題51 主要食品の流通についての記述である。**正しいもの**を一つ選びなさい。**難**
(1) 菓子の国内生産量のうち，最も多いのはビスケットである。
(2) 味噌，醤油などの伝統的調味料の消費は減少している。
(3) 食品産業動態調査によると，漬物の国内生産量のうち，最も多いのは梅干しなどの塩漬類である。
(4) 豆腐の原料大豆にはたんぱく質含量が高いことが求められるため，ほぼ国産原料が用いられる。
(5) 鶏卵は，GPセンターで洗卵・格付けをした後卸売市場に出荷される。

問題52 製品のライフサイクルについての記述である。**正しいもの**を一つ選びなさい。
(1) 導入期には，生産設備を増強する。
(2) 成長期には，売上げがピークに達する。
(3) 成熟期には，価格競争が激しくなる。
(4) 衰退期には，商品の開発や既存商品の改良に力を入れる。
(5) 2000年代において，商品が発売後5年を超えて生き残る率は50％程度である。

問題53 食品廃棄物についての記述である。**正しいもの**を一つ選びなさい。
(1) 食品リサイクル法は，プラ・紙・PET・瓶・缶のリサイクルについて定められた。
(2) 食品循環資源の再生利用等実施率は，外食産業が最も高い。
(3) 食品廃棄物の年間発生量は，食品卸売業より食品小売業のほうが多い。
(4) 食品ロス率は，食品使用量÷廃棄重量で求められる。
(5) 食品廃棄物の飼料化を促進する活動を「スローフード運動」という。

●令和元年度（第21回）

問題47 食品流通についての記述である。**正しいもの**を一つ選びなさい。**やや難**
(1) 食品の小売店は，「商業統計」では飲食料品小売業と呼称する。
(2) 流通は，生産者から小売業者まで商品を届ける役割を果たしている。
(3) 小売業の事業所数・従業者数は，卸売業に比べて

格段に少ない。

(4) 卸売業は，商品の「品揃え」と「小分け」の機能を果たしている。

(5) 小売業は消費者の購買習慣により，「業種」と「業態」に分類できる。

問題48 近年の卸売市場についての記述である。**正しい**ものを一つ選びなさい。

(1) 市場外取引商品の取引価格は，主に小売業者と消費者との取引価格を参考にしている。

(2) 卸売市場法で規定されている中央卸売市場の卸売手数料は，全国一律である。

(3) セリ・入札取引の割合は，低下している。

(4) 荷受は，売買参加者とも呼ばれる。

(5) 業務用実需者は，売買参加権を持たなくてもセリなどの市場内取引に参加できる。

問題49 我が国の外食産業についての記述である。**誤っている**ものを一つ選びなさい。

(1) 外食産業の市場規模は，1960年以降の日本の高度経済成長とともに拡大していった。

(2) チェーンレストランは，1965年を起点に次々に登場した。

(3) 米国大手のチェーン店が，第2次資本の自由化を機に我が国に進出した。

(4) 日本初のファミリーレストランは，「すかいらーく」である。

(5) 1970年は，「外食元年」と呼ばれている。

問題50 惣菜の定義・分類（日本惣菜協会）についての記述である。**誤っている**ものを一つ選びなさい。

(1) 食事としてそのまま食べられる状態に調理され，販売される。

(2) 家庭，職場，屋外などに持ち帰って，調理加熱することなく食べられる。

(3) 弁当，サンドイッチは，惣菜に含まれる。

(4) お好み焼き，たこ焼きは，惣菜には含まれない。

(5) 惣菜は，中食に含まれる。

問題51 酒類の流通についての記述である。**誤っている**ものを一つ選びなさい。 やや難

(1) 酒類は，酒税法で「アルコール分1度以上の飲料」と規定されている。

(2) 酒類の国内総供給量（国産品＋輸入品）は，1990年代以降増加傾向である。

(3) 1990年代中頃まで，清酒とビールが酒類の需要増加を牽引してきた。

(4) 1990年代中頃以降は，焼酎，果実酒，リキュール，スピリッツなどに酒類の需要がシフトした。

(5) 一般家庭による酒類の購入先は，2014年ではスーパーマーケットからの購入が全体の半分を占める。

問題52 近年の食品ロスについての記述である。**正しい**ものを一つ選びなさい。

(1) 食品ロスの約半分は，食品製造業から発生している。

(2) 一般家庭の1人当り食品ロスは，年間で約1.5kgである。

(3) 食品ロス問題は，小売業における納品期限緩和の取組みには関係しない。

(4) 技術進歩や習慣の見直しにより，カップめんの賞味期限が2年から3年へ伸びた。

(5) 食品廃棄物のうち食品ロスの割合は，2010年度で29〜47％と推計される。

問題53 食料消費についての記述である。**正しいもの**の組合せを一つ選びなさい。 やや難

a. フード・マイレージの単位は，トンである。

b. バーチャルウォーターの概念を初めて紹介したのは，イギリスの大学の研究者である。

c. フード・マイルズ運動は，イタリアが起源である。

d. カーボンフットプリントによって，CO_2排出量が把握できる。

(1) aとb　　(2) aとc　　(3) aとd

(4) bとc　　(5) bとd

●平成30年度 (第20回)

問題47 近年の卸売市場取引（花きを除く）についての記述である。**正しい**ものを一つ選びなさい。 やや難

(1) 卸売市場経由率が最も低い品目は，牛肉である。

(2) 食肉卸売市場では，相対取引が実施されている。

(3) 水産物卸売市場では，市場外流通が増加している。

(4) セリ・入札の比率が最も低い品目は，果実である。

(5) 食肉卸売市場では，部分肉のセリ取引が実施されている。

問題48 商品特性についての記述である。**正しい**ものを一つ選びなさい。 やや難

(1) 漬物は製造方法の違いにより，2種類に大別される。

(2) 佃煮は他の食品と比較し，百貨店からの購入比率が高い食品である。

(3) GPセンターは，割卵のための施設である。

(4) 国内産小麦は，その品質上通常パンに加工される。

(5) 政府米は，食糧法改正により米流通の主要な位置づけに変更された。

問題49　食品流通の役割についての記述である。**誤っているもの**を一つ選びなさい。

(1) 流通は，生産者から小売業者まで商品を届ける役割を果たしている。

(2) 卸売業は，商品の「集荷・分荷」と「需給調整」を担っている。

(3) 小売業は，「品揃え」と「小分け」を担っている。

(4) 卸売市場は，価格形成を担っている。

(5) 卸売市場は，情報受発信を担っている。

問題50　近年の野菜・果物の流通についての記述である。**正しいもの**を一つ選びなさい。

(1) 野菜の自給率（重量ベース）は，9割を超えている。

(2) 果物の自給率（重量ベース）は，5割を下回っている。

(3) 輸入果物の生鮮品の過半を占めているのは，オレンジである。

(4) 野菜・果物の等級とは，大きさの区分（L・M・Sなど）である。

(5) 果実・野菜ジュースの購入先は，コンビニエンスストアの割合が最も高い。

問題51　マーケティング基礎理論についての記述である。**正しいものの組合せ**を一つ選びなさい。やや難

a. 4Pは，1960年代の高度経済成長期に提唱された理論である。

b. プロダクト・アウトは，顧客が望むもの，売れるものをつくり提供するという考え方である。

c. 商品のライフサイクル理論における「成長期」には，売上がピークを迎える。

d. 商品のライフサイクル理論における「成熟期」には，価格競争が激しくなる。

(1) aとb　　(2) aとc　　(3) aとd
(4) bとc　　(5) cとd

問題52　我が国の外食産業についての記述である。**正しいもの**を一つ選びなさい。

(1) チェーンレストランがスタートしたのは，1980年である。

(2) 1990年代半ばごろから，新しいタイプの居酒屋チェーン店が急成長した。

(3) 2000年に牛肉輸入が自由化され，焼肉チェーン店が急成長した。

(4) 外食産業分類方法として，業種と業態による方法がある。

(5) モータリゼーションにより，チェーンレストランの全国展開がとどこおった。

問題53　中食と外食についての記述である。**正しいもの**を一つ選びなさい。やや難

(1) 中食という言葉は1970年代以降，フードビジネス業界で使われ始めた。

(2) 内食，中食，外食は，食生活を食材に占める国内産の割合で分類したものである。

(3) レトルト食品は，中食に含まれる。

(4) コンビニエンスストアの移動販売は，中食の業態に含まれる。

(5) 中食に対して，外食を食の外部化と定義している。

8 フードコーディネート論

●令和4年度（第24回）

問題54　食卓のコーディネートについての記述である。**正しいもの**を一つ選びなさい。やや難
(1) 膳組みとは，日本料理の献立のことである。
(2) アンダークロスとは，ランチョンマットのことである。
(3) 位置皿左側にセッティングするフォークは3本を超えては並べない。
(4) ナイフ・フォークレストは，フォーマルな場合にだけ使う。
(5) 中国料理では，装飾価値の高い食器を使うため，テーブルクロスを必ず使用する。

問題55　西洋料理のサービスとマナーについての記述である。**正しいもの**を一つ選びなさい。
(1) 料理は，右手側前からナイフを入れて，一口大に切りながら食べる。
(2) フィンガーボールで指先を洗った後，指先はナプキンでふく。
(3) ホスト側がテーブルの中心に座るのは，英米式着席スタイルである。
(4) 一般に，料理やスープ，飲み物を供するサービスは，すべて客の右側から行う。
(5) ブッフェスタイルでは，メインテーブルの料理の並べ方には，決まりはない。

問題56　レストラン起業における店舗選定についての記述である。**正しいもの**を一つ選びなさい。
(1) 居抜物件とは，店舗の造作物・設備等を取り払った状態の物件のことである。
(2) 礼金とは，入居時に物件の所有者に支払うもので，撤退時には返却される。
(3) 賃貸料は，地域，立地によって差があるが，同じビルであれば1階，2階の家賃は同じである。
(4) 管理費は，「共益費」ともいわれ，月額固定で支払う維持管理費用のことである。
(5) 保証金は，家賃の3か月，6か月など物件によりさまざまであるが，必ず設定されている費用である。

問題57　西洋料理様式についての記述である。**正しいもの**を一つ選びなさい。難
(1) 世界の公式行事の正餐（ディナー）は，イタリア料理様式のメニューが用いられる。
(2) フランス式朝食は，パンとコーヒーだけの簡素な内容である。
(3) フランス料理のクリーム状のスープのことを，ポタージュクレールという。
(4) イタリア料理では，セコンド・ピアットとしてパスタ，リゾットなどが出される。
(5) イタリア料理では，前菜のことをオードブルという。

問題58　エスニック料理についての記述である。**正しいもの**を一つ選びなさい。
(1) 韓国料理の代表的なものに，生春巻がある。
(2) タイ料理の代表的なものに，タンドリーチキンがある。
(3) ベトナム料理は，ごま油を多用する。
(4) インド料理は，ナンプラー，レモングラス，ライム，とうがらしなどを多用する。
(5) インドネシア料理の代表的なものに，ナシゴレンがある。

問題59　食物を提供するための食空間のレイアウトについての記述である。**誤っているもの**を一つ選びなさい。やや難
(1) 食空間は，人間・食・空間の3要素から成り立つ。
(2) 宅配食では，配送用の駐車スペースを配置する。
(3) 1人が荷物を持って通るには，80cmほどのスペースが必要である。
(4) 消防法では，客席面積による通路の幅が規制されている。
(5) 人の大きさと人の動きから決まる寸法のことを，モジュールという。

問題60　メニュー方式とメニューの種類についての記述である。**正しいもの**を一つ選びなさい。
(1) ア・ラ・カルトとは，料理長おまかせコースのことである。
(2) プリフィクスとは，料理内容がすべて決められている。
(3) メニューの記述方法には，複数ページを持つメニューカードがある。
(4) グランドメニューは，定番メニューのことである。
(5) 営業時間によって変わるメニューを，フェアメ

ニューという。

問題54　食卓のマナーについての記述である。**正しいも**のを一つ選びなさい。
(1)　ディナーの着席は，椅子の右側から入る。
(2)　中国料理の大皿盛りのスタイルでは，食器はすべてテーブルに置いたまま食べる。
(3)　ナプキンは，中座する際，食卓の上に置く。
(4)　ワインのサービスは，グラスを右手で持ち上げて受ける。
(5)　会席料理では，右側にある器の蓋は右側に置く。

問題55　パーティについての記述である。**正しいものを**一つ選びなさい。
(1)　パーティは，目的や種類によりサービス，マナーに格付けがある。
(2)　アフタヌーンパーティは，ワインをメインに会話を楽しむ。
(3)　ディナーパーティは，カジュアルな着席スタイルで行う。
(4)　ブッフェ形式は，料理がコースに従ってウエイターから一品ずつ供される。
(5)　カクテルパーティは，22時以降に開催する。

問題56　レストラン起業についての記述である。**正しいものの組合せを**一つ選びなさい。
a．「業態を決める」とは，主力商品の販売・運営方法を決めることである。
b．フランチャイズシステムにおいて「フランチャイジー」とは，「本部」のことを指す。
c．店舗選定での「居抜物件」とは，厨房設備や内装などの造作が残されていない物件のことである。
d．物件契約時に支払う「礼金」は，入居時，物件の所有者に支払う費用のことである。
(1)　aとc　　(2)　aとd　　(3)　bとc
(4)　bとd　　(5)　cとd

問題57　ユニバーサルなメニュー方式とメニューの種類についての記述である。**正しいものを**一つ選びなさい。
(1)　ア・ラ・カルトとは，コースの一部が選択できる方式のことである。
(2)　プリフィクスとは，単品を選択していく方式である。
(3)　グランドメニューには，季節限定や個数限定のメニューが含まれる。

(4)　フェアメニューは，定番メニューのことである。
(5)　メニューは，営業時間帯により呼び名が変わる。

問題58　行事と行事食についての組合せである。**誤っているものを**一つ選びなさい。
(1)　端午節供 ―――― 粽，柏餅
(2)　上巳節供 ―――― 菱餅，雛あられ
(3)　正月元旦 ―――― 雑煮
(4)　七夕 ――――――― 蕎麦
(5)　重陽節供 ―――― 菊酒，菊花

問題59　外国の料理についての記述である。**正しいものの組合せを**一つ選びなさい。
a．フランス料理は，パスタ，魚，トマトやオリーブを多用し，家庭的な料理が多い。
b．イタリア料理は，西洋料理を代表するもので，各国の正餐に用いられている。
c．イギリス料理は，ローストビーフに代表されるように，調理法や調味が素朴な料理が多い。
d．アメリカ料理は，各国の料理が混じりあった手の込んでいないボリューム感のある料理が多い。
(1)　aとb　　(2)　aとc　　(3)　aとd
(4)　bとc　　(5)　cとd

問題60　食空間の設備についての記述である。**誤っているものを**一つ選びなさい。
(1)　換気設備には，自然換気と機械換気の主に2つの方式がある。
(2)　設備計画では，防災・防犯への対策も必要である。
(3)　厨房機器IT化により，在庫管理等食材の可視化が難しくなった。
(4)　厨房には，ガス漏れ警報器の設置が義務づけられている。
(5)　食空間にとって，音も重要な要素である。

問題54　日本の食事の歴史についての記述である。**誤っているものを**一つ選びなさい。🈲
(1)　江戸時代に，煎茶を飲む習慣が民間へ広がった。
(2)　明治時代に，文明開化により西洋料理とともに肉食が普及した。
(3)　昭和時代に，食事様式が変化しちゃぶ台が普及した。
(4)　第二次世界大戦敗戦直後，米国のガリオア資金の援助で学校給食が行われた。
(5)　高度経済成長後，穀類の摂取量が減少し，魚，肉，

牛乳，卵の摂取量が増え，飽食へと変化した。

問題55 外国の料理についての記述である。**誤っている**ものを一つ選びなさい。

(1) 中国料理は油を使う加熱料理が多く，数少ない器具で合理的に調理する特徴がある。

(2) フランス料理は，西洋料理を代表し，各国の正餐(せいさん)になっている。

(3) スペイン料理は，魚，豆，にんにく，オリーブ油が多用されている。

(4) 韓国料理は，魚醤のナンプラー，レモングラス，ライム，ウイキョウが多用されている。

(5) インド料理の代表的なものは「カレー」であり，多くの家庭に香味野菜や香辛料をすり合わせる器具がある。

問題56 食空間のコーディネートについての記述である。**誤っている**ものを一つ選びなさい。

(1) コーディネートでは，コンセプトを具現化することがポイントとなる。

(2) 誰でも使いやすいデザインのことを，バリアフリーという。

(3) 食空間は，人間・時間・空間の3要素から成り立つ。

(4) 店舗レイアウトでは，客の動線とオペレーション動線の効率性を考慮する。

(5) 店舗のスペースや条件によって，モジュールは変化する。

問題57 西洋料理のテーブルセッティングについての記述である。**正しいもの**を一つ選びなさい。 やや難

(1) ディナーテーブルセッティングは，フランス式で行う。

(2) カジュアルなティースタイルの場合，テーブルにクロスはかけない。

(3) 位置皿を中心にナイフは左側，フォークは右側にそれぞれ使う順に外側から配置する。

(4) ティーパーティでは，銀器は使わない。

(5) スタンディングブッフェの場合，ナイフは配置しなくてもよい。

問題58 キッチンのコーディネートについての記述である。**誤っている**ものを一つ選びなさい。

(1) クローズドキッチンは，厨房と客席に仕切りがないため空間が開放的にみえる。

(2) 流しや調理台などが一列に並んでいるキッチンのレイアウトは，I型である。

(3) 厨房の衛生管理には，HACCPを取り入れる。

(4) 厨房のレイアウトをする場合，サービス形態やメニューなども検討する。

(5) 新調理法や厨房機器の進化により，省スペースや人員の削減が可能である。

問題59 フードサービスの起業についての記述である。**正しいもの**を一つ選びなさい。 やや難

(1) 居抜物件は，造作や設備を新しくつくる必要がある。

(2) 家賃（含む共益費）は，売上げに対して，20～30%程度が望ましい。

(3) 直接経費とは，水道光熱費，消耗品費などをいう。

(4) 営業利益は，売上げ高から売上げ原価を引いた利益のことである。

(5) 現場で働く人の人件費は，「販売費および一般管理費」に含まれる。

問題60 下記飲食店の月間（営業25日間）売上げ高を計算し，**正しいもの**を一つ選びなさい。

＊客席数：30席

	満席率	回転率	客単価
ディナー	60%	1.0	¥4,000

(1) 108万円　　(2) 144万円　　(3) 180万円

(4) 270万円　　(5) 432万円

●令和元年度 (第21回)

問題54 おいしさとフードコーディネートについての記述である。**誤っている**ものを一つ選びなさい。

(1) おいしさを決定する要因には，その食物を食べた記憶などが関与する。

(2) 食べる人の健康状態が，おいしさに影響することはない。

(3) 心のこもったもてなしには，ホスピタリティとアメニティが不可欠である。

(4) ホスピタリティは，経済的な合理性よりも心情を大切にする。

(5) アメニティは，一般的に快適さ，美しさ，喜ばしさなどの意味である。

問題55 食企画についての記述である。**誤っているもの**を一つ選びなさい。

(1) 食企画において，6W3Hを念頭において考えるようにする。

(2)　コーディネーターの基礎スキルには，コミュニケーション力や情報整理力などが含まれる。

(3)　ヒアリングシートにクライアントとの対話情報や，収集した情報を整理しておく。

(4)　食企画のコーディネーターのことを，クライアントという。

(5)　食材の販売促進のため，店頭においてのレシピ配付がある。

問題56　特別な日の食事についての記述である。**正しいもの**を一つ選びなさい。

(1)　七五三には，甘茶を点てる習慣がある。

(2)　還暦には，千歳飴を食べる習慣がある。

(3)　冬至には，うなぎを食べる習慣がある。

(4)　上巳節句には，おはぎを食べる習慣がある。

(5)　十五夜には，団子を食べる習慣がある。

問題57　中国料理の代表的な料理についての記述である。**正しいもの**を一つ選びなさい。

(1)　上海料理は，宮廷料理の影響を強く受けている。

(2)　広東料理は，山椒や唐辛子を多用する香辛料を用いる特徴がある。

(3)　四川料理は，食材の種類が豊富であり，魚やかにを多用する特徴がある。

(4)　麻婆豆腐は，四川料理の代表的な料理である。

(5)　酸辣湯は，北京料理の代表的な料理である。

問題58　メニュー開発の条件についての記述である。**誤っているもの**を一つ選びなさい。

(1)　「ア・ラ・カルト」とは，定食の一部が選択方式になっているメニューのことである。

(2)　「デギュスタシオン」とは，料理長のおまかせコースのことである。

(3)　「メニューブック」は，複数ページにわたるメニューの形式である。

(4)　定番のメニューは，「グランドメニュー」ともいう。

(5)　嗜好度も喫食頻度も高い料理は，「選好度が高い」という。

問題59　フードサービス経営についての記述である。**誤っているもの**を一つ選びなさい。

(1)　フードサービス業や小売業は立地産業といわれている。

(2)　接客用語として，「○○円からお預かりします」は誤った言いまわしである。

(3)　フードサービスビジネスは，比較的起業は難しいが，経営の継続は容易である。

(4)　顧客コンセプトの作成は，起業時に行うコンセプト作成作業の一つである。

(5)　商圏とは，商い（ビジネス）の対象となる地理的な範囲のことをいう。

問題60　FLコストについての記述である。A，B，Cに適する語句の**正しいもの**の組合せを一つ選びなさい。

　FLコストとは，（　A　）と（　B　）を合計した金額のことで，フードサービス経営では，FLコストを売上げ高の（　C　）％以下に収めることが望ましい。

	A	B	C
(1)	fortune（財産費）	lawyer（弁護士費）	50%
(2)	food（原材料費）	labor（労務費）	60%
(3)	flour（小麦粉費）	laundry（洗濯費）	60%
(4)	fortune（財産費）	loss（損失費）	30%
(5)	fusion（融合費）	light（照明費）	50%

●平成30年度（第20回）

問題54　パーティについての記述である。**正しいもの**を一つ選びなさい。

(1)　ブッフェ形式のパーティでは，立食で料理を食さなければならない。

(2)　ディナーパーティは，立食式で料理を食する。

(3)　アフタヌーンパーティは，お酒をメインに会話を楽しむ。

(4)　カクテルパーティは，22時以降に開かれるパーティである。

(5)　アフターディナーパーティは，ディナー後に舞踏会などの目的をもって行われる。

問題55　レストラン起業についての記述である。**正しいもの**の組合せを一つ選びなさい。

ａ．管理費は，固定費の一つで共益費ともいわれている。

ｂ．居抜物件とは，厨房設備や内装などの造作が一切残されていない物件のことである。

ｃ．「業種を決める」とは，主力商品の販売・運営方法を決めることである。

ｄ．物件契約時に支払う保証金は，撤去時に返却される。

(1)　ａとｂ　　(2)　ａとｃ　　(3)　ａとｄ

(4)　ｂとｃ　　(5)　ｂとｄ

問題56　下記飲食店の月間（営業25日間）売上げ高予測を計算し，**正しいもの**を一つ選びなさい。

	満席率	回転率	客単価
ランチ	80%	2	1,000円
ディナー	70%	1	5,000円

＊客席数：30席

(1)　161万7,000円　　(2)　251万7,000円

(3)　382万5,000円　　(4)　858万円　　(5)　900万円

問題57　メニューについての記述である。**誤っているも**のを一つ選びなさい。

(1)　ア・ラ・カルトとは，定食の一部が選択できるメニュー方式のことである。

(2)　コースとは，定食のことである。

(3)　デギュスタシオンとは，料理長おまかせのコースのことである。

(4)　定番メニューとは，常時提供される料理のことである。

(5)　フェアメニューとは，季節やイベントなどに合わせた限定メニューのことである。

問題58　フランス料理様式についての記述である。**誤っているもの**を一つ選びなさい。

(1)　公式行事の正餐にフランス料理様式が選択されるのは，システムサービスの完成度が高いからである。

(2)　フランス式朝食は，コンチネンタルブレックファストと呼ばれる。

(3)　ポタージュリエとは，クリーム状のスープのことである。

(4)　正餐では，獣鳥肉料理（アントレ）のあとに，獣鳥肉の蒸し焼き（ロティ）が出される。

(5)　コースの最後には，通常カップの2倍の大きさのデミタスカップでコーヒーが出される。

問題59　日本の行事食についての記述である。**正しいも**のを一つ選びなさい。

(1)　1月7日には，七草粥を食べる習慣がある。

(2)　節分には，雛あられ，白酒を飲食する習慣がある。

(3)　土用には，おはぎを食べる習慣がある。

(4)　七夕には，甘茶を飲む習慣がある。

(5)　大晦日には，恵方巻を食べる習慣がある。

問題60　食空間のコーディネートについての記述である。**正しいものの組合せ**を一つ選びなさい。

ａ．レイアウトにおいて，人の動きから決まる寸法は，マテリアルと呼ばれる。

ｂ．顧客の動線と従業員のオペレーション動線の交差は，特に問題にしない。

ｃ．カラーコーディネートに関して，補色関係にある色を並べる鮮やかになる。

ｄ．色には心理的効果があり，空間を構成する重要な要素となる。

(1)　ａとｂ　　(2)　ａとｃ　　(3)　ａとｄ

(4)　ｂとｄ　　(5)　ｃとｄ

令和4年度・令和3年度
専門フードスペシャリスト資格認定試験

問 題

　平成26年度より，従来の「フードスペシャリスト資格認定試験」に加え，「専門フードスペシャリスト（食品開発）資格認定試験」および「専門フードスペシャリスト（食品流通・サービス）資格認定試験」が実施されています。

　本書では，2つの専門資格認定試験の問題を共通問題と専門選択問題に分け，年度別に掲載しています。

　なお，専門フードスペシャリスト資格認定試験の出題科目，出題数，試験時間は下表のとおりです。

区分	出題科目	出題数		小計	合計
		食品開発部門	食品流通・サービス部門		
共通問題	フードスペシャリスト論	6問（問題1～6）		30問	60問
	食品の官能評価・鑑別論	9問（問題7～15）			
	食品の安全性に関する科目	8問（問題16～23）			
	栄養と健康に関する科目	7問（問題24～30）			
専門選択問題	食物学に関する科目	25問（問題31～55）	——	30問	
	調理学に関する科目	5問（問題56～60）	10問（問題31～40）		
	食品の流通・消費に関する科目	——	10問（問題41～50）		
	フードコーディネート論	——	10問（問題51～60）		
試験時間		80分（1時間20分）			

令和4年度（第9回）
共通問題（食品開発部門，食品流通・サービス部門）

フードスペシャリスト論

問題1　食品加工や保存技術史についての記述である。**正しいものの組合せ**を一つ選びなさい。

a．味噌やしょうゆは，麹を原料とする日本の伝統的発酵調味料であるが，その起源は中国である。

b．紀元前8000年頃には，牛乳から発酵乳やチーズがつくられていたが，羊やヤギの乳は使用されなかった。

c．冷凍食品は軍用食として開発され，その後，家庭での冷凍冷蔵庫の普及により生産量が増加した。

d．イミテーションフーズは，本物が高価なものや希少なものが対象であったが，栄養面での効果を目的とするものも開発されるようになった。

(1)　aとb　　(2)　aとc　　(3)　aとd
(4)　bとc　　(5)　cとd

問題2　世界の食についての記述である。**誤っているもの**を一つ選びなさい。

(1)　東南アジア地域の食体系は，米・魚・豆といわれる。

(2)　北アメリカ地域では，とうもろこしやじゃがいもを主食としている。

(3)　ヨーロッパ地域は，小麦や大麦と牧畜を組み合わせた食体系をもつ。

(4)　中東（西アジア）地域での特徴的な食材は，デーツ（なつめやしの実），スパイス類，ヨーグルト，ギーなどである。

(5)　オセアニアの島嶼部やアフリカの一部では，調理バナナやキャッサバを主食としている。

問題3　現代日本の食生活についての記述である。**誤っているもの**を一つ選びなさい。

(1)　安藤百福が開発した即席めんが発端となり，インスタント時代という言葉の流行を生んだ。

(2)　1970年代の冷蔵庫の普及率は，50％を超えていた。

(3)　郊外型ファミリーレストランが発達したのは，1980年代以降である。

(4)　年間1人当たりの米の消費量は，1960年代をピークに減少傾向にある。

(5)　コールドチェーン勧告は，生鮮物を中心に低温流通体系整備の必要性を周知させることにあった。

問題4　食品産業についての記述である。**誤っているもの**を一つ選びなさい。

(1)　小売業者は流通の末端にあり，消費者と直接接する立場にある。

(2)　食品産業は，食品製造業と外食産業の2つの産業から構成されている。

(3)　生産された農作物や食品が消費者に届くまでの流れをフードシステムという。

(4)　食品製造業は，製造業全体の1割産業と呼ばれている。

(5)　外食産業は，大別して給食主体部門と料飲主体部門から構成されている。

問題5　食品表示についての記述である。**正しいもの**を一つ選びなさい。

(1)　原材料に遺伝子組換えでないトマトを使用したので，「トマト（遺伝子組換えでない）」と表示した。

(2)　食品100g当たりの糖類が0.5gだったので「糖類ゼロ」と表示した。

(3)　化学肥料および農薬を使用せずに栽培したホウレンソウに，有機JASマークに変えて「オーガニック」と表示した。

(4)　アスパルテームを使用した食品に「L-アスパラギン酸化合物を含む」旨を表示した。

(5)　原材料にチーズと表記した加工食品に，アレルギー表示の「乳成分を含む」旨の表示をしなかった。

問題6　食情報と消費者保護についての記述である。**正しいもの**を一つ選びなさい。

(1)　食品偽装には，飲食店における食べ残しの再利用も該当する。

(2)　牛トレーサビリティーとは，輸入牛肉の情報を消費者に提供するシステムのことである。

(3)　日本商品コード（JANコード）とは，店舗での購入者の情報を記録するものである。

(4)　リスクアナリシスとは，有害化学物質や有害微生物を分析することを指す。

(5)　製造物責任法は，JAS法ともいう。

食品の官能評価・鑑別論

問題7　官能評価についての記述である。**正しいもの**を一つ選びなさい。
(1)　2つの刺激を継続して与えた結果，片方の刺激が他方の刺激に影響することを相乗効果と呼ぶ。
(2)　パネリストへの試料の提示順は，順序効果を考慮して全員同じとする。
(3)　5個の試料を提示した場合，位置効果により両端の試料は選ばれにくい。
(4)　好き嫌いのある数字は，記号効果があるため試料番号に用いないようにする。
(5)　試料の濃度差を評価させる場合は，認知閾以上の濃度差をつける。

問題8　食品の分散系についての記述である。**正しいもの**を一つ選びなさい。
(1)　ある物質Aがある物質Bに分散しているとき，Aを分散媒，Bを分散相と呼ぶ。
(2)　ミセルコロイドは，単独粒子が分散している。
(3)　乳化剤は，水と親和性のある親水基を持たない。
(4)　サスペンションは，エマルションに比較して，安定である。
(5)　O/W型の生クリームを過度に泡立てると，物理的な刺激によってW/O型のバター状に変化することがある。

問題9　食品の力学的性質についての記述である。**誤っているもの**を一つ選びなさい。
(1)　破断特性は，大変形領域の食品特性である。
(2)　弾性は，外力を取り除いた時に，もとに戻ろうとする性質である。
(3)　曳糸性は，粘性と弾性とが重なり合って起きる現象である。
(4)　凝集性は，食品内の結合力に相当する性質である。
(5)　粘性は，歯などの口腔内器官への食品のつきやすさを示す性質である。

問題10　食品の非破壊検査法についての記述である。**正しいもの**を一つ選びなさい。
(1)　紫外線を食品に照射すると，リンゴの蜜入りの有無を判定することができる。
(2)　可視光線を食品に照射すると，微生物汚染を判定することができる。
(3)　近赤外線を食品に照射すると，ミネラルウォーターの鑑別ができる。
(4)　超音波を食品に照射すると，米の食味を判断することができる。
(5)　X線を食品に照射すると，農作物の残留農薬の検出ができる。

問題11　果実類についての記述である。**正しいもの**を一つ選びなさい。
(1)　日本ナシには，青ナシ系や赤ナシ系があり，どれも追熟が必要である。
(2)　メロン類には，網目模様のあるプリンスメロンや網目のないマスクメロンなどがある。
(3)　モモは，果肉の色から肉質がやわらかい白肉種と肉質のかたい赤肉種がある。
(4)　バナナは，14℃以下に保存すると低温障害を起こし黒変する。
(5)　果実類は，保存性がよいので常温貯蔵が一般的である。

問題12　魚介類の加工と保存についての記述である。**誤っているもの**を一つ選びなさい。
(1)　ソルビトールは，すり身の冷凍変性を防止する。
(2)　撒塩法は，立塩法に比較して油焼けが少ない。
(3)　エビ・カニ凍結時のグレーズ処理は，食品成分の酸化を防ぐ。
(4)　パーシャルフリージング保存は，大きな細胞破壊を防ぐ。
(5)　くん製品は，くん煙中のアルデヒド類やフェノール類により酸化が抑制される。

問題13　肉類とその加工品についての記述である。**誤っているもの**を一つ選びなさい。
(1)　ロースハムは，豚ロース肉を塩漬後，くん煙，ボイルしてつくられる。
(2)　コンビーフは，牛肉を塩漬後，乾燥したものである。
(3)　ラックスハムは，ボイルを行わない生ハムである。
(4)　ベーコンは，豚肉を塩漬後，くん煙してつくられる。
(5)　ボローニアソーセージのケーシングには，牛腸が用いられる。

問題14　乳製品についての記述である。**正しいものの組合せ**を一つ選びなさい。

a．エバミルクは，牛乳をそのまま約1/2.5に濃縮したものである。

b．LL牛乳は，低温殺菌した牛乳である。

c．エメンタールチーズは，熟成の際に，プロピオン酸菌が関与するチーズである。

d．日本のバターは,加塩発酵バターが大部分である。

(1)　aとb　　(2)　aとc　　(3)　bとc

(4)　bとd　　(5)　cとd

問題15　アルコール飲料（酒類）についての記述である。**誤っているもの**を一つ選びなさい。

(1)　赤ワインは，黒系ブドウの果皮，種子，果肉，果汁を一緒に発酵させた酒である。

(2)　清酒の生一本とは，単一の醸造所でつくった純米酒のことである。

(3)　ジンは，サトウキビ糖蜜を発酵させ蒸留した酒である。

(4)　ラガービールとは，貯蔵して熟成させたビールである。

(5)　ブランデーは，果実酒を蒸留した酒である。

食品の安全性に関する科目

問題16　牛乳の低温殺菌法の温度と時間である。**正しいもの**を一つ選びなさい。

(1)　120〜150℃・1〜3秒

(2)　中心部85〜90℃・90秒以上

(3)　中心部75℃・1分以上

(4)　63℃・30分

(5)　−20℃・24時間以上

問題17　食品添加物の表示についての記述である。**正しいもの**を一つ選びなさい。

(1)　使用基準が設定されていない甘味料のD−ソルビトールは，表示が免除される。

(2)　製造過程で使用されたが最終製品に残らなかった殺菌料は，表示が免除される。

(3)　ばら売り商品に使用された甘味料のサッカリンは，表示が免除される。

(4)　原材料で使用されていたが最終製品で色が分かる着色料は，表示が免除される。

(5)　量り売り商品に使用された防かび剤のイマザリルは，表示が免除される。

問題18　水の衛生についての記述である。**正しいもの**を一つ選びなさい。

(1)　水道水の水質基準では，一般細菌は検出されてはならない。

(2)　ミネラルウォーターの硬度は，Ca^{2+}とK^+の量をmg/Lで表したものである。

(3)　我が国の水道普及率は，100%に達している。

(4)　水道水の水質基準項目に,「味」は含まれていない。

(5)　ミネラルウォーター類は，大腸菌群が陰性であることが定められている。

問題19　保存料として使用される食品添加物である。**正しいもの**を一つ選びなさい。

(1)　安息香酸ナトリウム

(2)　エリソルビン酸

(3)　亜硝酸ナトリウム

(4)　オルトフェニルフェノール

(5)　サッカリン

問題20　即時型食物アレルギーについての記述である。**正しいもの**を一つ選びなさい。

(1)　症状は，呼吸器症状が最も多い。

(2)　食品によるアナフィラキシーは,重症にならない。

(3)　即時型食物アレルギーは，Ⅱ型アレルギー反応である。

(4)　全年齢における三大原因食品に鶏卵がある。

(5)　乳幼児期の即時型食物アレルギーは，加齢にともなう耐性獲得はわずかである。

問題21　食品の容器包装材についての記述である。**正しいもの**を一つ選びなさい。

(1)　鉄製缶詰容器は，内部のさび止めに亜鉛メッキが必要である。

(2)　ポリ塩化ビニールには，未反応単体や添加剤が含まれていない。

(3)　ガラス容器には，材質規格における溶出試験の規定がある。

(4)　熱可塑性プラスチックは，加熱で変形するが冷却すると形が元にもどる。

(5)　レトルトパウチは食品の長期保存に適さない。

問題22　環境汚染についての記述である。**正しいもの**を一つ選びなさい。

(1)　難分解性汚染物質は，脂溶性より水溶性のほうが生物濃縮されやすい。

　(2)　ダイオキシン類は，大気から多く摂取される。

　(3)　ポストハーベスト農薬は，日本では輸入食品への使用が認められていない。

　(4)　プラスチックの原料の可塑剤などの添加剤には，油に溶けやすいものが多い。

　(5)　内部被ばくとは，体外の放射性物質の放射線を体内にまで受けることである。

問題23　食中毒原因菌についての記述である。**正しいもの**を一つ選びなさい。

　(1)　エルシニアは，芽胞形成菌である。

　(2)　リステリアは，低温発育性菌である。

　(3)　ウエルシュ菌は，少ない感染菌量で発症する菌である。

　(4)　黄色ブドウ球菌は，水分活性0.80で発育する。

　(5)　腸管出血性大腸菌は，食品中で毒素を産生する細菌である。

栄養と健康に関する科目

問題24　リポたんぱく質と疾患との関連についての記述である。**正しいもの**を一つ選びなさい。

　(1)　小腸で吸収された脂質や脂溶性の物質は，キロミクロンの成分となって血中に入って肝臓に運ばれる。

　(2)　体内で合成された脂質は，リポたんぱく質の成分として血液中を移動する。

　(3)　比重が高いVLDLとLDLは，脂質の輸送効率は高いが血流に乗りにくく，LDLは血管壁に付着しやすいので，動脈硬化の原因になりやすい。

　(4)　比重の低いHDLは，血流に乗りやすく，血管壁に付着したリポたんぱく質を除去する働きを有する。

　(5)　リポたんぱく質の比重は，脂質の種類により変化しない。

問題25　高血圧症と食事との関連についての記述である。**正しいもの**を一つ選びなさい。

　(1)　カリウム摂取量の増加は，高血圧を進行させる。

　(2)　カルシウム摂取量の増加は，高血圧の進行を防止することができる。

　(3)　飲酒習慣（長期のアルコール摂取）は，高血圧の進行を防止することができる。

　(4)　野菜・果物・海藻の摂取不足は，高血圧を進行させる。

　(5)　たんぱく質過剰摂取により生じた肥満は，高血圧

の進行に影響しない。

問題26　免疫と栄養についての記述である。**正しいもの**を一つ選びなさい。

　(1)　体内に侵入してきたウイルスなどに感染して，抗原提示を受けて侵入した異物（非自己）の違いに対応した特異的な免疫作用を自然免疫という。

　(2)　好中球などの貪食作用に代表されるような異物（非自己）に広く対応する非特異的な免疫作用を獲得免疫という。

　(3)　獲得免疫は，抗体産生が関与する体液性免疫と，キラーT細胞やマクロファージが病原菌などに感染された細胞を直接攻撃する細胞性免疫に大別される。

　(4)　免疫が正常に機能するためには，良好な栄養状態を保つことが必要で，とりわけ飽和脂肪酸は最重要栄養素である。

　(5)　免疫が正常に機能するためには，エネルギー量の摂取不足は問題とならない。

問題27　栄養と健康についての記述である。**正しいもの**を一つ選びなさい。

　(1)　同化反応は，複雑な分子からより単純な分子へ分解する反応である。

　(2)　1型糖尿病は，生活習慣などと関連が深い糖尿病である。

　(3)　アレルゲンは，アレルギーを引き起こす物質である。

　(4)　生物価は，摂取水と排泄水の比から算出される。

　(5)　食事摂取基準における目安量は，生活習慣病の発症予防を目的としている。

問題28　栄養と健康についての記述である。**正しいもの**を一つ選びなさい。

　(1)　乳糖不耐症は，ジペプチダーゼの欠損に起因する。

　(2)　脂質の過剰摂取は，エネルギー摂取量が増大となり健康増進に寄与する。

　(3)　マラスムスは，乳幼児におけるたんぱく質過剰症である。

　(4)　ビタミンAは，肝臓と腎臓で水酸化を受けて活性型となる。

　(5)　ビタミンB_2は，過剰に摂取すると尿中に排泄される。

問題29　糖質代謝についての記述である。**正しいもの**を一つ選びなさい。

⑴ インスリンは，骨格筋細胞内への血中グルコースの取り込みを促進する。

⑵ アセチルCoAは，糖新生の基質として利用される。

⑶ 乳酸は，クエン酸から産生される。

⑷ 骨格筋では，グリコーゲンからグルコース（ブドウ糖）が産生される。

⑸ 解糖系は，グルコースをアセチルCoAまで分解する反応系である。

問題30 食事改善のための食事摂取基準を活用したPDCAサイクルについての記述である。**正しいもの**を一つ選びなさい。

⑴ Ｐは，計画の実施である。

⑵ Ｄは，結果の検証である。

⑶ Ｃは，計画の再検討である。

⑷ Ａは，検証結果に基づく改善である。

⑸ 血液検査結果に基づき，食事改善計画を立案する。

令和4年度（第9回）
専門選択問題（食品開発部門）

食物学に関する科目

問題31 日本食品標準成分表2020年版（八訂）についての記述である。**正しいもの**を一つ選びなさい。

⑴ 利用可能炭水化物（単糖当量）のエネルギー換算係数は，4 kcal/gである。

⑵ 食塩相当量は，ナトリウム量に6.25を乗じて算出した値で示されている。

⑶ ビタミンEは，4種類のトコフェロールの合計値がトコフェロール当量として収載されている。

⑷ 食物繊維のエネルギーは，AOAC.2011.25法による食物繊維総量（g）にエネルギー換算係数を乗じて算出する。

⑸ 有機酸は，酢酸についてのみ，エネルギー産生成分と位置づけ，その量（g）にエネルギー換算係数を乗じて算出する。

問題32 食品の水分活性についての記述である。**誤っているもの**を一つ選びなさい。

⑴ ショ糖と食塩を食品に等量添加した場合，食塩の方が水分活性は高くなる。

⑵ 食品を冷凍すると，自由水の割合が減少し水分活性は低下する。

⑶ 非酵素的褐変反応は，水分活性が0.7〜0.8程度の時に最も反応しやすく，褐変は進行する。

⑷ 単分子層吸着水は，多層吸着水よりも強く束縛されている。

⑸ 水分活性が0.3以下になると，脂質は酸素や光によって酸化されやすくなる。

問題33 多糖類についての記述である。**正しいもの**を一つ選びなさい。

⑴ イヌリンは，アミノ糖が多数結合したもので，アルカリ性で糖と加熱するとゲル化する。

⑵ ペクチンの主要構造は，D-ガラクツロン酸がα-1,4結合した高分子で，カルボキシ基は部分的にメチルエステル化している。

⑶ コンニャクマンナンは，熱可逆性のゲルを形成する。

⑷ キチンは，ウロン酸よりなる酸性多糖であり，ゴボウなどに存在する。

⑸ アルギン酸は，紅藻類に存在し，酸性で糖と加熱するとゲル化する。

問題34 たんぱく質についての記述である。**正しいもの**を一つ選びなさい。

⑴ 卵白に水を加えるとグロブリンが溶けないため白く濁るが，これに少量の食塩を加えると塩析を起こし沈殿する。

⑵ たんぱく質溶液は，等電点で電荷によるたんぱく質の反発力が最小となり，沈殿しやすくなる。

⑶ たんぱく質は加熱，凍結，乾燥などで沈澱や凝固，ゲル化などを起こすが，これはペプチド結合が切断されるためである。

⑷ たんぱく質の凝固温度は，溶液中のたんぱく質の濃度，pH，塩類濃度によっては変化しない。

⑸ 熱変性した大豆たんぱく質を凝固させるのに2価イオンのCa^{2+}やMg^{2+}を加えるのは，それぞれのポリペプチド鎖のアミノ基どうしを結びつけるためである。

問題35 固形脂についての記述である。**誤っているもの**を一つ選びなさい。

(1) バターやマーガリンのように一定以上の力により変形し，もとの形に戻らないような性質を不可逆性という。

(2) ある油脂が所定の温度で固体脂と液体油をどのような割合で含むかを，固体脂の割合で表した値を固体脂指数という。

(3) 固体脂は，固化の条件，温度処理などによって複数の結晶構造を示すが，これを油脂結晶の多形という。

(4) 固形脂を空気と一緒に攪拌したとき，空気を細かい泡として包み込む性質をクリーミング性という。

(5) 固形脂がビスケットやクッキーにもろさや砕けやすさを与える性質をショートニング性という。

問題36 食品酵素についての記述である。**正しいもの**を一つ選びなさい。

(1) グルコースイソメラーゼは，D-グルコースをショ糖に変換し甘味料の製造に用いられる。

(2) 乳脂肪にリパーゼを作用させるとバター様フレーバーが生成する。

(3) リポキシゲナーゼは，飽和脂肪酸を酸化する酵素である。

(4) かつお節の熟成中にプロテアーゼの作用で，5′-イノシン酸がつくられる。

(5) ラクターゼは，乳糖を加水分解しD-グルコースとD-フルクトースにする酵素である。

問題37 アミノカルボニル反応についての記述である。**正しいもの**を一つ選びなさい。

(1) 生成する褐色色素は，メラニンである。

(2) 食品製造時に混入した鉄や銅などの金属は，反応の進行を抑制する。

(3) アスパラギン酸やグルタミン酸などの酸性アミノ酸の反応性は高い。

(4) 水分活性0.4以下や0.8以上で，反応は起こりやすい。

(5) パンを焼いたときの香りは，主に副反応であるストレッカー分解により生成する。

問題38 食品中の色素成分についての記述である。**正しいもの**を一つ選びなさい。

(1) サフランのめしべに含まれる黄色色素のクルクミンは，水溶性のカロテノイド色素である。

(2) イチゴジャムの退色は，クリサンテミンが加熱に

よって自動酸化し，褐変するために起こる。

(3) 冷凍野菜では，色の保持のために冷凍前にブランチングを行う。

(4) 紅茶の赤色色素のテアニンは，カテキン類がポリフェノールオキシダーゼにより酸化されて生成する。

(5) ミオグロビンは，長時間空気に触れると，ポルフィリン環の鉄が酸化され灰褐色のメトミオクロモーゲンになる。

問題39 食品の香りについての記述である。**正しいもの**を一つ選びなさい。

(1) ワサビをすりおろすと，アリイナーゼの作用によりイソチオシアネート類が生成する。

(2) 乾しいたけを水戻しすると，酵素反応により桂皮酸メチルが生成する。

(3) 野菜類の新鮮な緑の香りは，たんぱく質が分解して生成するアルデヒド類やアルコール類による。

(4) ネギ属植物では，C-Sリアーゼの作用でスルフィドやジスルフィドなどの含硫揮発成分が発生する。

(5) 淡水魚の鮮度が低下すると，トリメチルアミンにより生臭いにおいが強くなる。

問題40 食品の味成分についての記述である。**正しいもの**を一つ選びなさい。

(1) 果糖水溶液は冷却するとフラノース型が増え，甘味が低下する。

(2) オリゴ糖は，すべて甘味があり難消化性である。

(3) グアニル酸（GMP）は，キノコ類の旨味として知られている。

(4) トウガラシの辛味は，カプサンチンである。

(5) ビールの苦味は，ホップに由来するポリフェノールである。

問題41 油脂の酸化についての記述である。**誤っているもの**を一つ選びなさい。

(1) 自動酸化は，飽和脂肪酸に生じたラジカルに酸素が反応して，ヒドロペルオキシドが生じて進行する。

(2) 光増感酸化は，光増感剤が活性酸素を生成し脂質を酸化して，ヒドロペルオキシドを生じて進行する。

(3) 大豆などに存在するリポキシゲナーゼは，油脂に作用してヒドロペルオキシドを生じる。

(4) 油脂ヒドロペルオキシドは，分解してアルデヒドやケトンなどを生じ，油脂の不快臭の原因となる。

(5) 天然抗酸化剤には，トコフェロールやセサモールなどがある。

問題42　食品の成分間相互作用についての記述である。**正しいものを一つ選びなさい。**

(1)　豆腐に含まれる脂質は，たんぱく質と結合しており加熱しても遊離しない。

(2)　かまぼこ製造にでんぷんが添加されるのは，弾力を小さくするためである。

(3)　脂質と複合体を形成したアミロースは，糊化しやすくなる。

(4)　手延そうめん製造で，重曹を塗布し貯蔵する工程を"厄（やく）"と呼ぶ。

(5)　増粘多糖類は，乳化物を不安定化させる。

問題43　食品機能についての記述である。**誤っているものを一つ選びなさい。**

(1)　活性酸素とは，エネルギーの高い酸素および酸素誘導体のことで，反応性が高い。

(2)　カルシウムの吸収を助けるものには，カゼインホスホペプチドやクエン酸リンゴ酸カルシウムなどがある。

(3)　イコサノイドとは，イコサポリエン酸より生成する生理活性物質である。

(4)　グリセミックインデックスとは，食後血圧の上昇度を示す指数のことである。

(5)　アンジオテンシンⅠ変換酵素の阻害作用を持つペプチドは，血圧の高めの方に適する成分である。

問題44　食品の物理的作用による加工法についての記述である。**誤っているものを一つ選びなさい。**

(1)　逆浸透膜を用いた濃縮は，加熱による濃縮より品質の劣化が少ない。

(2)　精留は，蒸留してくる成分をある温度範囲ごとに分ける蒸留方法である。

(3)　電気透析は，分離する物質の分子の大きさに基づいて分離する技術である。

(4)　食物油脂の抽出に用いられるヘキサンは，抽出後に蒸留により除去される。

(5)　天日乾燥は，品質が自然条件に左右されるという欠点がある。

問題45　米とその加工品についての記述である。**正しいものを一つ選びなさい。**

(1)　うるち米の性状は，乳白色をしており，もち米は，半透明のガラス状でうるち米より角張っている。

(2)　ジャポニカ種は，細長く断面はやや扁平であるが，インディカ種は，短粒径で断面は丸みを帯びている。

(3)　もみ米を搗精（とうせい）して精白米とする。

(4)　うるち米を製粉したものが白玉粉，もち米からのものは新粉，上新粉である。

(5)　ビーフンは，うるち米を水挽き，糊化後押し出し機によりめん線状に押しだし，加熱乾燥してつくる。

問題46　小麦とその加工品についての記述である。**正しいものを一つ選びなさい。**

(1)　ガラス質小麦と粉状質小麦では，粉状質小麦の方がたんぱく質含量が高い。

(2)　パスタ類は，中力粉を主な原料とする押し出しめんである。

(3)　小麦加工において重要な役割を果たすグルテンは，小麦たんぱく質であるグリアジンとグリシニンから形成される。

(4)　生麩は，グルテンを主原料としてもち粉などを加えて製造される。

(5)　製パン法において，あらかじめ液体中にイースト発酵生成物をつくり，小麦などを後から加えて混ねつして生地をつくる方法を中種法（なかだねほう）という。

問題47　豆加工品についての記述である。**誤っているものを一つ選びなさい。**

(1)　分離大豆たんぱく質から，エクストルーダーにより，繊維状の大豆たんぱく質ができる。

(2)　高野豆腐は，豆腐の冷凍変性によってできる。

(3)　あんは，糊化したでんぷん粒が変性したたんぱく質に囲われた，あん粒子よりできている。

(4)　練りあんとは，生あんやさらしあんに砂糖を加え練り上げたものである。

(5)　普通はるさめは，りょくとうよりつくられたものをいう。

問題48　海藻からの食物繊維の製造についての記述である。**正しいものを一つ選びなさい。**

(1)　寒天は，アマノリなどの緑藻類を原料として生成される。

(2)　カラギーナンは，褐藻類のテングサを原料として生成される。

(3)　アルギン酸は，紅藻類から酸性下で加熱抽出される水溶性の食物繊維である。

(4)　寒天は，海藻から製造したところてんを凍結・融解脱水することで製造される。

(5)　カラギーナンは，たんぱく質分解酵素の影響を受

けるため，果実のゼリー原料には使用されない。

問題49　果実類の加工品についての記述である。**正しい**ものを一つ選びなさい。
⑴　プレザーブスタイルのジャムとは，果実組織の原形をとどめないように加工されたものである。
⑵　成熟にともなう果実類の軟化は，ペクチン分解酵素類の働きによる。
⑶　一般的な果実に存在するペクチンは，低メトキシペクチンである。
⑷　渋柿を乾燥させると，カキタンニンが可溶化し脱渋する。
⑸　果実や野菜類を加熱すると，ペクチンがβ-脱離により重合し硬化する。

問題50　肉についての記述である。**誤っているもの**を一つ選びなさい。
⑴　死後硬直が始まり，最もかたくなる最大死後硬直に至る時間は，0〜4℃下，牛で24時間，豚で12時間前後である。
⑵　死後硬直した肉が徐々に軟化することを解硬という。
⑶　解硬の原因は，カルパインなどにより，Z線などの構造やそれを構成するたんぱく質が切断，分解されるからである。
⑷　と殺後の肉を0〜4℃で貯蔵すると熟成するが，それに要する時間は牛では3〜5日，豚では10日前後である。
⑸　食肉の熟成中には，たんぱく質の分解が進み，アミノ酸やペプチドが増えて風味が増す。

問題51　鶏卵についての記述である。**正しいもの**を一つ選びなさい。
⑴　卵白のオボムコイドは，ゆで加熱により凝固しやすい。
⑵　卵黄は，卵白よりもアレルギーを起こしやすい。
⑶　鉄含量は，卵黄より卵白のほうが高い。
⑷　卵白のオボムチンは，泡沫安定性に寄与する。
⑸　卵黄の色素の主成分は，フラボノイド色素である。

問題52　甘味料についての記述である。**正しいもの**を一つ選びなさい。
⑴　砂糖の原料のほとんどは，サトウキビの茎の搾汁より精製される。
⑵　砂糖には含蜜糖と分蜜糖があり，それぞれグラ

ニュー糖と黒砂糖が代表的である。
⑶　水あめは，でんぷん糖の一種である。
⑷　上白糖には，固結防止と湿潤性を出すためにブドウ糖が加えられている。
⑸　異性化糖は，ブドウ糖と果糖の混合物で，結晶化しやすいので粉糖として流通する。

問題53　しょうゆについての記述である。**誤っているもの**を一つ選びなさい。
⑴　発酵・熟成が終わったもろみを搾ると，生揚げしょうゆ（生しょうゆ）が得られる。
⑵　市販されているしょうゆの約8割は，伝統的な本醸造方式により製造されている。
⑶　日本農林規格（JAS）では，濃口しょうゆ，淡口しょうゆ，たまりしょうゆ，再仕込みしょうゆ，白の5種類に分類されている。
⑷　しょうゆの着色は，火入れによって淡くなる。
⑸　魚しょうゆは，魚介類を原料とするしょうゆ状の発酵調味料で，いしる，ニョクマムなどがある。

問題54　青果物についての記述である。**正しいもの**を一つ選びなさい。
⑴　出荷前に鮮度保持のため低温処理をすることを，保冷という。
⑵　ハクサイは，低温で保存すると低温障害を起こす。
⑶　植物ホルモンの一種アセチレンガスは，果実の追熟や鮮度低下に大きな影響がある。
⑷　追熟中に果物の呼吸量が急激に減少する現象を，クライマクテリックライズという。
⑸　CA貯蔵は，貯蔵する青果物の周囲のガス組成を強制的に変化させて，貯蔵性を高める方法である。

問題55　食品の包装と貯蔵についての記述である。**正しいもの**を一つ選びなさい。
⑴　プラスチック容器は，ガラスビンや金属缶に比較してガス・水蒸気バリア性にまさる。
⑵　ティンフリースチールは，鋼板にスズメッキしたブリキより価格が安い。
⑶　エタノール蒸散剤は，アルコールがでんぷんの老化を促進させる。
⑷　アルミは，食塩が多く含まれるトマトジュースの缶に利用される。
⑸　レトルト食品は，食品を耐熱性の包装材に密封し熱湯中で加熱殺菌したものである。

調理学に関する科目

問題56　高齢者向けの調理についての記述である。**誤っ
ているもの**を一つ選びなさい。

⑴　野菜は，細かく刻むと咀嚼しやすく，飲み込みや
すくなる。

⑵　マッシュポテトに，マヨネーズを加えると食べや
すくなる。

⑶　とんかつは，薄切り肉を重ねて使うと噛み切りや
すくなる。

⑷　ミキサー食は，ゲル化剤でゼリー状にすると見た
目がおいしそうになる。

⑸　にんじんは，加熱後に冷凍するとやわらかく，食
べやすくなる。

問題57　食感改良剤についての記述である。**正しいもの**
を一つ選びなさい。

⑴　ジェランガムは，介護食のとろみ調整食品に多く
利用される。

⑵　高メトキシ(メトキシル)ペクチンは，低カロリー
ジャムとして利用される。

⑶　カラギーナンゲルは，寒天ゲルとゼラチンゲルの
中間的なテクスチャー特性を示す。

⑷　ゼラチンゼリーは，生のパイナップル果汁を添加
するとかたくなる。

⑸　低分子化した寒天は，ゼリー状の料理に利用さ
れる。

問題58　魚介類の調理についての記述である。**誤ってい
るもの**を一つ選びなさい。

⑴　煮魚をつくるときは，煮汁が沸騰してから魚肉を
入れる。

⑵　魚を焼くときは，比較的安定な放射熱が得られる
炭火が適している。

⑶　ムニエルをつくるときは，魚を牛乳につけること
で焼き色がよくなる。

⑷　白身魚の煮付けには，赤身魚より濃い味付けが適
している。

⑸　あらいをつくるときは，死後硬直中の魚肉を用
いる。

問題59　でんぷんを含む食品の老化についての記述であ
る。**正しいものの組合せ**を一つ選びなさい。

ａ．水分16％以下の食品は，老化しやすい。

ｂ．糊化の程度が低いほど，老化しやすい。

ｃ．０～５℃の冷蔵庫で食品を保存すると，老化しや
すい。

ｄ．砂糖を添加した食品は，老化しやすい。

⑴　ａとｂ　　⑵　ａとｃ　　⑶　ａとｄ

⑷　ｂとｃ　　⑸　ｃとｄ

問題60　砂糖の調理に対する影響についての記述であ
る。**誤っているもの**を一つ選びなさい。

⑴　バターケーキでは，脂肪の酸化を抑制する。

⑵　卵白を泡立てる前に砂糖を加えると，きめの細か
い泡のメレンゲとなる。

⑶　きんとんでは，粘りやつやを出す。

⑷　寒天ゾルでは，ゲル化温度が高まる。

⑸　カスタードプディングでは，すだちを起こりにく
くする。

令和４年度（第９回）
専門選択問題（食品流通・サービス部門）

調理学に関する科目

問題31　高齢者向けの調理についての記述である。**誤っ
ているもの**を一つ選びなさい。

⑴　野菜は，細かく刻むと咀嚼しやすく，飲み込みや
すくなる。

⑵　マッシュポテトに，マヨネーズを加えると食べや

すくなる。

⑶　とんかつは，薄切り肉を重ねて使うと噛み切りや
すくなる。

⑷　ミキサー食は，ゲル化剤でゼリー状にすると見た
目がおいしそうになる。

⑸　にんじんは，加熱後に冷凍するとやわらかく，食
べやすくなる。

問題32　食感改良剤についての記述である。**正しいもの**を一つ選びなさい。

(1)　ジェランガムは，介護食のとろみ調整食品に多く利用される。

(2)　高メトキシ（メトキシル）ペクチンは，低カロリージャムとして利用される。

(3)　カラギーナンゲルは，寒天ゲルとゼラチンゲルの中間的なテクスチャー特性を示す。

(4)　ゼラチンゼリーは，生のパイナップル果汁を添加するとかたくなる。

(5)　低分子化した寒天は，ゼリー状の料理に利用される。

問題33　魚介類の調理についての記述である。**誤っているもの**を一つ選びなさい。

(1)　煮魚をつくるときは，煮汁が沸騰してから魚肉を入れる。

(2)　魚を焼くときは，比較的安定な放射熱が得られる炭火が適している。

(3)　ムニエルをつくるときは，魚を牛乳につけることで焼き色がよくなる。

(4)　白身魚の煮付けには，赤身魚より濃い味付けが適している。

(5)　あらいをつくるときは，死後硬直中の魚肉を用いる。

問題34　でんぷんを含む食品の老化についての記述である。**正しいものの組合せ**を一つ選びなさい。

a．水分16%以下の食品は，老化しやすい。

b．糊化の程度が低いほど，老化しやすい。

c．0～5℃の冷蔵庫で食品を保存すると，老化しやすい。

d．砂糖を添加した食品は，老化しやすい。

(1)　aとb　　(2)　aとc　　(3)　aとd

(4)　bとc　　(5)　cとd

問題35　砂糖の調理に対する影響についての記述である。**誤っているもの**を一つ選びなさい。

(1)　バターケーキでは，脂肪の酸化を抑制する。

(2)　卵白を泡立てる前に砂糖を加えると，きめの細かい泡のメレンゲとなる。

(3)　きんとんでは，粘りやつやを出す。

(4)　寒天ゾルでは，ゲル化温度が高まる。

(5)　カスタードプディングでは，すだちを起こりにくくする。

問題36　卵の調理についての記述である。**誤っているもの**を一つ選びなさい。

(1)　温泉卵は，卵の中心を約70℃に30分間保つ。

(2)　ゆで卵を古い卵でつくると，卵黄のまわりが暗緑色になりやすい。

(3)　ポーチドエッグを古い卵でつくると，卵白の凝固がはやい。

(4)　新鮮な卵白は泡立ちにくいが，泡の安定性はよい。

(5)　卵白に少量のレモン汁を加えると，泡立ちやすくなる。

問題37　煮豆の調理についての記述である。**誤っているもの**を一つ選びなさい。

(1)　あずきは，加熱前に十分に吸水させるとよい。

(2)　豆に約0.3%の重曹を加えて煮ると，軟化がはやい。

(3)　渋切りは，あずきやささげのアク成分を除く作業である。

(4)　黒豆は，鉄鍋で煮ると安定した黒色になる。

(5)　圧力鍋で煮た豆は，ねっとり感がある。

問題38　牛乳についての記述である。**誤っているもの**を一つ選びなさい。

(1)　魚を牛乳に浸しておくと，生臭みが薄らぐ。

(2)　寒天ゼリーでは，牛乳含量が多いほどかたさが減少する。

(3)　65℃以上に加熱すると，液面に皮膜が形成される。

(4)　カスタードプディングのゲル強度は，牛乳と卵の相互作用により増加する。

(5)　じゃがいもは，牛乳中で煮ると，水煮に比べてやわらかくなる。

問題39　いも類の調理についての記述である。**正しいもの**を一つ選びなさい。

(1)　マッシュポテトは，冷めてから裏ごしする。

(2)　きんとんは，さつまいもをみょうばんで下処理すると，黄色が固定される。

(3)　さつまいもは，蒸し加熱より電子レンジ加熱の方が甘味が強くなる。

(4)　じゃがいもは，食酢液中で煮ると，ホクホクした食感になる。

(5)　さといもは，食塩水で下処理すると，ふきこぼれやすくなる。

問題40　うるち米の炊飯過程についての記述である。**誤**

っているものを一つ選びなさい。

(1) 洗米では，米重量の約10%の水を吸収する。

(2) 加水量は，米重量に対して約1.5倍を目安とする。

(3) 冬場の浸漬時間は，約30分間である。

(4) 米を十分糊化するための加熱時間は，沸騰してから20分必要である。

(5) 蒸らしは，消火後ふたを開けずに10～15分間放置する。

食品の流通・消費に関する科目

問題41 食品ロスについての記述である。**誤っているもの**を一つ選びなさい。

(1) 我が国の食品ロスの発生量は，年間500万～800万トンと推定される。

(2) 袋めんの賞味期限は，6か月から8か月に延長した。

(3) カップめんの賞味期限は，5か月から6か月に延長した。

(4) レトルトカレーの賞味期限は，2年から3年に延長した。

(5) 店舗への納品期限は，賞味期限の2分の1以上から3分の1以上に緩和した。

問題42 食品流通の安全確保についての記述である。**誤っているもの**を一つ選びなさい。

(1) CFP（Carbon Footprint of Products）とは，「CO_2の見える化」の代表的取り組みである。

(2) GAP（Good Agricultural Practice）とは，原料の受入から最終製品までの工程における管理システムのことである。

(3) 容器包装された加工食品には，特定原材料を使用した旨の表示が義務づけられている。

(4) 企業の社会的責任は，法令遵守だけではない。

(5) 厚生労働省は，原則すべての農薬，飼料添加物，動物用医薬品について残留基準を設定している。

問題43 主要食品の流通についての記述である。**正しいもの**を一つ選びなさい。

(1) 食用油脂は，植物油脂と動物油脂の2つに区分される。

(2) 納豆の主原料である納豆適性の高い大豆は，約8～9割が国産品である。

(3) 選果の等級区分は，形や色などの外観的品質や糖

度などで区分される。

(4) 米の食料自給率は，消費量の長期的減少傾向により低下している。

(5) 定温（恒温）流通とは，コールドチェーンのことである。

問題44 外食産業の業種・業態についての記述である。**正しいもの**を一つ選びなさい。

(1) 業態とは，主に販売しているメニューによる区分を指す言葉である。

(2) 業種とは，経営や運営の方法による区分を指す言葉である。

(3) ファストフードの客単価は，800円～1,000円が目安である。

(4) 商業統計の基準では，ファミリーレストランの席数は80席以上である。

(5) カジュアルレストランのサービス方式は，セルフサービスが一般的である。

問題45 消費者の食品消費の変化についての記述である。**正しいもの**を一つ選びなさい。

(1) パン類，めん類の年間1世帯当たりの消費量は，2000年以降，増加傾向にある。

(2) 卵類の摂取量は，1975年以降，安定している。

(3) 飲食料の最終消費額に占める加工食品の支出割合は，2000年以降，約8割である。

(4) 戦後のPFC比率は，たんぱく質の割合が増加している。

(5) 野菜の摂取量は，近年，健康志向のなかですべての年齢層で増加している。

問題46 食品の小売流通についての記述である。**正しいもの**を一つ選びなさい。

(1) 商店街は，ショッピングセンターの一種である。

(2) 食品スーパーマーケットは，商業統計調査で取扱商品の80%以上が食品であることとしている。

(3) 専門店は，商業統計調査である専門取扱商品の比率が80%以上を占める業態としている。

(4) コンビニエンスストアの営業時間は，商業統計調査で1日16時間以上としている。

(5) 生協（CO-OP）は，総合スーパーマーケットの一種である。

問題47 マーケティングの理論についての記述である。**誤っているもの**を一つ選びなさい。

(1)　4Pは，1960年代の大量生産・大量消費を前提とした考え方である。

(2)　4CにおけるCustomer Costは，4PのPlaceを顧客視点から捉えたものである。

(3)　プロダクト・アウトは，現在でもマーケット・インとともに重要な考え方である。

(4)　プッシュ戦略は，食品製造業者が流通業者に対し積極的な販売促進を促す戦略である。

(5)　プル戦略は，消費者が指名買いをするように仕向ける戦略である。

問題48　食料品アクセス問題についての記述である。**誤っているもの**を一つ選びなさい。

(1)　食料品アクセス問題は，買物難民，買物弱者問題ともいわれる。

(2)　食料品アクセス問題の大きな要因の一つは，食料品店の減少である。

(3)　食料品アクセス問題は，食料品店の少ない農村部での問題であり，都市部では特に問題ない。

(4)　宅配サービスは，食料品アクセス問題の解決に向けて盛んに行われるようになった。

(5)　コミュニティバスの運行を食料品アクセス問題の解決手段として活用している市町村もある。

問題49　食市場についての記述である。**正しいもの**を一つ選びなさい。

(1)　食の外部化とは，輸入食品が増加することをいう。

(2)　食市場の変遷は，内食市場，中食市場，外食市場の順に登場してきた。

(3)　嗜好食品とは，栄養摂取を目的に味覚や嗅覚などを楽しむ食品である。

(4)　我が国のPFC比率は，1980年頃，適正な栄養バランスを崩していた。

(5)　冷凍食品は，1970年代以降，一般家庭にも浸透するようになった。

問題50　食品の価格理論についての記述である。**誤っているもの**を一つ選びなさい。

(1)　需要曲線は，右に行くほど下がる。

(2)　供給曲線は，右に行くほど上がる。

(3)　需要曲線と供給曲線が一致（交差）するときの価格が，生産者価格である。

(4)　所得弾性値は，負の値をとることもある。

(5)　弾力性が大きい（弾力的）とは，需要量が変化しやすいということである。

フードコーディネート論

問題51　和食器についての記述である。**正しいもの**を一つ選びなさい。

(1)　砥部は，六古窯の一つである。

(2)　曲げわっぱは，ガラスの器として代表的なものである。

(3)　漆器は，ジャパンという名称で知られている。

(4)　使いやすい箸の重さは，50g前後である。

(5)　瀬戸焼は，柿右衛門様式が有名である。

問題52　ワインサービスとマナーについての記述である。**正しいもの**を一つ選びなさい。

(1)　食前酒は，ポートワインなどがサービスされる。

(2)　魚料理には常温の赤ワイン，肉料理には冷やした赤ワインが用いられる。

(3)　ワインのテイスティングとは，開栓前に行うラベルの確認作業のことである。

(4)　ワインは，コースの最後のコーヒーが出るまで飲んでよい。

(5)　グラスに注ぐワインの量は，グラスの1/5量を目安とする。

問題53　マネジメント評価の5つの満足についての記述である。**誤っているもの**を一つ選びなさい。

(1)　CS：Customer Satisfaction：顧客満足

(2)　CS：Client Satisfaction：契約先満足

(3)　CS：CEO（Chief Executive Officer）Satisfaction：最高経営責任者満足

(4)　ES：Employee Satisfaction：従業員満足

(5)　SS：Stakeholder Satisfaction：利害関係者満足

問題54　フードサービスにおける支出費用についての記述である。**正しいもの**を一つ選びなさい。

(1)　原価とは，店舗造作，設備にかかった費用のことである。

(2)　人件費には，旅費交通費や健康保険料は含まれない。

(3)　販売費および一般管理費には，支払い金利や減価償却費は含まれない。

(4)　直接経費とは，原材料費のことである。

(5)　FLコスト（Food & Labor cost）は，売上げ高の60％以下に収めることが望ましい。

問題55　日本料理様式についての記述である。**正しいも**のを一つ選びなさい。

(1)　日本料理のおかず（菜）の数は，奇数が一般的慣習である。

(2)　膾は，会席料理において「平」と呼ばれる。

(3)　茶懐石料理は，最後に飯・汁・向付を出すことが特徴である。

(4)　今日の一般的な宴会の献立形式は，普茶料理の形式である。

(5)　精進料理では，だしに昆布，かつお節，煮干しなどを使う。

問題56　主食の分布地域についての記述である。**正しい**ものを一つ選びなさい。

(1)　小麦，大麦，とうもろこし，ライ麦など
　　　　　　　　　　　　─── 熱帯地域

(2)　雑穀 ───── 東南アジア，日本

(3)　米 ────── 南北アメリカ，ヨーロッパ，中国

(4)　さつまいも，ヤムイモ，タロイモ
　　　　　　　　　　─── インド，南アメリカ

(5)　じゃがいもと麦類の複合
　　　　　　　　　　─── 亜寒帯のヨーロッパ

問題57　食事文化についての記述である。**正しいものの**組合せを一つ選びなさい。

a．日常の食事をハレの食事，特別な日の食事をケの食事という。

b．スローフード運動は，フランスで始まった。

c．ヌーベルキュイジーヌは，伝統的なフランス料理に新しい素材や調理法を取り入れた料理である。

d．エスニック料理は，「民族料理」という意味である。

(1)　aとb　　(2)　aとc　　(3)　aとd

(4)　bとc　　(5)　cとd

問題58　日本の食事の歴史についての記述である。**正しい**ものを一つ選びなさい。

(1)　懐石料理は，茶道の普及に伴い鎌倉時代に確立された。

(2)　会席料理は，町人の寄り合いの料理屋で明治時代に広まった。

(3)　本膳料理は，日本料理の供応形式の原型となり，室町時代に確立された。

(4)　南蛮料理は，スペイン人により飛鳥時代に伝来した。

(5)　精進料理は，仏教が伝来した安土・桃山時代に確立された。

問題59　食事空間のコーディネートについての記述である。**誤っているもの**を一つ選びなさい。

(1)　ファストフードでは，回転数を高めるために，椅子は長時間座りにくいものを選定する。

(2)　天井や壁は明度の低い暗い色，床は明度の高い明るい色が，落ち着き好まれる。

(3)　料理やディスプレイをひきたてるには，集光形の直接照明が適する。

(4)　プラン作成には，イメージスケールにあわせて写真や絵などを利用するとよい。

(5)　店舗の看板は，集客を高める大事な要素である。

問題60　食企画についての記述である。**誤っているもの**を一つ選びなさい。

(1)　食企画のクライアントは，食品メーカー，食品流通業，外食産業などの業務者や生産業者が多い。

(2)　食企画のコーディネーターには，依頼者（クライアント）や，連携する専門家とのコミュニケーション能力が不可欠である。

(3)　食企画のコーディネーターは，5W（who）（when）（where）（what）（why），1H（how）を迅速に把握しなければならない。

(4)　食企画のコーディネーターがクライアントに企画提案する際には，プレゼンテーション能力が求められる。

(5)　食企画のコーディネーターがクライアントの情報を的確に収集するために，ヒアリングシートなどが用いられる。

令和3年度（第8回）

共通問題（食品開発部門，食品流通・サービス部門）

フードスペシャリスト論

問題1　食品加工技術の歴史についての記述である。正しいものを一つ選びなさい。
(1)　食材を乾燥させる技術が始まったのは，古代エジプト時代である。
(2)　紀元前5世紀に，ヨーロッパで利用されていたバターをオレオマーガリンという。
(3)　パンの始まりは，小麦などの穀物をひいた粉を水で練って焼いた無発酵パンである。
(4)　燻製の始まりは，食材を塩漬けしたのち天日で乾燥させたものである。
(5)　世界で最も古くからつくられていた醸造酒は，ビールである考えられている。

問題2　世界の農耕文化や食事情についての記述である。正しいものを一つ選びなさい。
(1)　世界各地の食体系は，他地域の農耕文化の影響を受けることなく独自に発展したものである。
(2)　極北地域は，農耕に適さず，先住民のほとんどが野生動物を狩猟し食す，伝統的で健康な食生活を行っている。
(3)　東南アジアの国々の料理は，インド料理の影響を最も強く受けている。
(4)　中南米では，植民地時代の移住者の影響により先住民族の伝統的な食文化は失われている。
(5)　メソポタミアを中心とした中東地域では，1万年前頃には発酵乳をつくっていたと考えられている。

問題3　日本の食と研究・開発者についての記述である。誤っているものを一つ選びなさい。
(1)　青木昆陽が，さつまいもの栽培法を広め，飢饉の被害の軽減に貢献した。
(2)　江川太郎左衛門が，軍事用備蓄パンをつくったことが，日本のパン文化の始まりとなった。
(3)　木村安兵衛が，酒種を利用して発酵させたあんパンを開発した。
(4)　池田菊苗が，かつお節のうま味がイノシン酸ナトリウムであることを解明した。
(5)　安藤百福が，即席めんを世界で初めて開発した。

問題4　食品産業についての記述である。誤っているものを一つ選びなさい。
(1)　食品製造業は，原料を加工し，貯蔵性，栄養性などの付加価値をつけて販売する。
(2)　流通の機能には，輸送機能，保管機能，所有権移転機能，情報伝達機能がある。
(3)　コンビニエンスストアで取扱われている商品は，1店舗当たり約1,000品目である。
(4)　外食産業は，大別して給食主体部門と料飲主体部門で構成される。
(5)　自社商品が他社の同等商品と比べて消費者に違いがあると認識させることを差別化という。

問題5　健康や栄養に関する表示制度についての記述である。正しいものを一つ選びなさい。
(1)　食物繊維を対象食品と比較して基準値以上含んでいれば，強化された旨の表示ができる。
(2)　加工食品の栄養表示では，「トランス脂肪酸の量」，「飽和脂肪酸の量」，「食物繊維の量」の表示が奨励されている。
(3)　栄養機能食品は，健康維持に必要な栄養成分の補給効果について，国への届出が必要である。
(4)　栄養機能食品で表示できる栄養成分は，ミネラル6種類，ビタミン13種類，n-3系脂肪酸である。
(5)　特定保健用食品には，病者用，妊産婦用，乳児用，嚥下困難者用の食品が含まれる。

問題6　食情報と消費者保護についての記述である。誤っているものを一つ選びなさい。
(1)　公的機関が発信しているインターネット上の食情報は，信頼性が高いと考えてよい。
(2)　食品の健康効果を過度に強調するのは，フードファディズムである。
(3)　製造物責任法（PL法）では，未加工の農林畜水産物も法律適用の対象となる。
(4)　消費生活センターは，都道府県に設置され，苦情相談の受理や被害の未然防止を行っている。
(5)　GAP（農業生産工程管理）は，食品安全性の向上にも有効とされる。

食品の官能評価・鑑別論

問題7　官能評価の手法についての記述である。**正しい**ものを一つ選びなさい。

(1)　2点比較法は，客観的順位のついた2試料を比較する方法である。

(2)　順位法の順位データの検定には，ピアソンの相関係数を用いる。

(3)　評点法では，一度に多数の試料を提示する。

(4)　一対比較法は，厳密な判断ができるので，パネルの人数は少数でよい。

(5)　SD法は，評価の標準偏差の特性を記述する方法である。

問題8　清涼飲料についての記述である。**誤っているもの**を一つ選びなさい。

(1)　アイソトニック飲料は，その浸透圧が体液と等しくなるように調節してある。

(2)　豆乳類は，JAS規格では，豆乳，調製豆乳，豆乳飲料の3つに分けられる。

(3)　海洋深層水を原水としたミネラルウォーターも，流通している。

(4)　緑茶飲料は，緑茶がドリンク飲料の形に加工されたものである。

(5)　二酸化炭素を封入した果汁飲料は，JAS規格では，炭酸飲料に含まれる。

問題9　レオロジーについての記述である。**誤っているもの**を一つ選びなさい。

(1)　ニュートン流体とは，ずり応力とずり速度が比例関係にある液体である。

(2)　チキソトロピーとは，混ぜているときは流動しやすいが，静置することによって流動しにくくなる現象である。

(3)　クリープとは，食品に一定の応力を与えたとき，試料内に生じるひずみ（変形）の変化現象である。

(4)　応力緩和とは，ゆっくり動かすと流動性を示すが，急激な力を与えると流動性が低下する現象である。

(5)　弾性とは，外力を加えると変形するが，その外力を取り除くと，元に戻る性質である。

問題10　めんについての記述である。**正しいもの**を一つ選びなさい。

(1)　乾めんの賞味期間は，そうめんよりうどんの方が短い。

(2)　油あげめんは，食品衛生法規格基準で，含有油脂の酸価とケン化価が定められている。

(3)　「やぶそば」は，一般には，全層粉のそば粉が用いられたそばである。

(4)　管状のパスタは，日本農林規格では，すべてマカロニである。

(5)　中華めんは，小麦粉にカン水を用いて製めんしたものなので，食塩水は含まない。

問題11　野菜の鮮度保持についての記述である。**誤っているもの**を一つ選びなさい。

(1)　真空冷却は，野菜から水の蒸発潜熱を奪うことにより冷却している。

(2)　ブロッコリーでは，細かい砕氷を野菜の上にのせて予冷する方法が使われている。

(3)　青果物の温度を10℃上げると，呼吸量は10倍に増加する。

(4)　さつまいもは，キュアリング処理で，貯蔵性が向上する。

(5)　一定の温度以下で，低温障害を起こす野菜もある。

問題12　魚介類についての記述である。**正しいもの**を一つ選びなさい。

(1)　旬の時期は，魚類では脂肪，貝類ではグリコーゲンの含量が多くなる。

(2)　スルメは，塩干し品である。

(3)　魚の塩蔵法では，撒塩法が立塩法に比べて魚の油焼けが少ない。

(4)　枯れ節とは，焙乾乾燥を行い水分26％以下にしたものをいう。

(5)　魚介の缶詰で，缶内に生じるストラバイトは，カルシウムが固まったものである。

問題13　肉類についての記述である。**正しいもの**を一つ選びなさい。

(1)　日本では，牛肉となる肉用和牛の60％が黒毛和種である。

(2)　牛肉の等級Aの肉とは，歩留まりの高い肉のことである。

(3)　切断した直後の牛肉の色は，鮮赤色である。

(4)　豚肉の格付け等級も牛肉と同じく5段階で評価される。

(5)　若どりは，生後3〜5ヶ月の鶏である。

問題14　菓子類についての記述である。**誤っているもの**を一つ選びなさい。

⑴　あられは，もち米を原料とする米菓である。

⑵　干菓子（水分含量10％未満のもの）は，定められた方法で保存し，賞味期限を表示する。

⑶　ドロップの煮詰め温度は，キャラメルより高い。

⑷　チューインガムの天然ガムベースは，主にチクルである。

⑸　マロングラッセは，高濃度の糖が含まれるため，水分活性が高い。

問題15　アルコール飲料（酒類）についての記述である。**誤っているもの**を一つ選びなさい。

⑴　白ワインは，白系ブドウの果汁のみを発酵させた酒である。

⑵　生酒は，醸造した清酒を火入れしないで，ろ過し瓶詰めしたものである。

⑶　焼酎のうち，単式蒸留機により製造されたものを甲類という。

⑷　ビールは，酒税法では，副原料が麦芽の50％を超えないものと定義されている。

⑸　バーボンウイスキーは，とうもろこしを原料の51％以上用いた酒である。

食品の安全性に関する科目

問題16　弁当，にぎり飯，米飯，調理パンの衛生管理についての記述である。**誤っているもの**を一つ選びなさい。

⑴　弁当の主食と副食は，それぞれ別の容器に入れるのが望ましい。

⑵　にぎり飯は，素手で直接にぎることは避ける。

⑶　炊飯後の米飯は，すべての菌が死滅しているので，長期保存ができる。

⑷　レトルト殺菌された加工米飯は，微生物を完全に死滅させているので，常温で3か月の長期保存ができる。

⑸　調理パンに具を挟み込む際に使用するヘラなどは，洗浄・殺菌したものを用いる。

問題17　食品添加物の表示についての記述である。**誤っているもの**を一つ選びなさい。

⑴　加工助剤は，表示が免除される。

⑵　キャリーオーバーは，表示が免除される。

⑶　添加した物質は，簡略名で表示ができる。

⑷　着色料は，一括名で表示ができる。

⑸　酸化防止剤は，物質名と用途名を併記する。

問題18　シチューなどの肉類の煮込み料理をつくり置きする際，加熱調理後の急冷が不完全であった場合に起こりやすい食中毒の原因となるものはどれか。**正しいもの**を一つ選びなさい。

⑴　ノロウイルス

⑵　腸管出血性大腸菌

⑶　ウエルシュ菌

⑷　カンピロバクター・ジェジュニ

⑸　腸炎ビブリオ

問題19　腸炎ビブリオとその食中毒についての記述である。**正しいもの**を一つ選びなさい。

⑴　グラム陽性菌である。

⑵　2〜5％食塩存在下でよく生育する。

⑶　潜伏期間は，摂取後4〜8日である。

⑷　主な症状は，頭痛である。

⑸　酸性環境でよく増殖する。

問題20　食中毒についての記述である。**正しいもの**を一つ選びなさい。

⑴　腐敗した食品を喫食すると，必ず食中毒になる。

⑵　ウイルスによる経口感染事例には，食中毒事例も含まれる。

⑶　発酵食品には，食中毒菌は生存できない。

⑷　食品が媒介して起こる寄生虫の経口感染は，食中毒に含まれない。

⑸　きのこ類による食中毒が原因の死亡事例は，発生していない。

問題21　洗浄剤とその特徴の組合せである。**正しいもの**を一つ選びなさい。

⑴　高級脂肪酸塩 ———————— 耐硬水性を示す。

⑵　アニオン系界面活性剤 —— 殺菌剤として使用される。

⑶　非イオン系界面活性剤 —— 食品添加物に指定されたものがある。

⑷　カチオン系界面活性剤 —— 台所洗剤として使用される。

⑸　両性界面活性剤 ———————— 通常の石鹸である。

問題22　ウイルス性食中毒についての記述である。**正し**

いものを一つ選びなさい。

(1)　ノロウイルスは，少量のウイルス量で感染・発症する。

(2)　ノロウイルスによる食中毒は，1〜2週間の潜伏後に発症する。

(3)　ノロウイルスは，ヒトの腸管やカキなどの二枚貝で増殖する。

(4)　ロタウイルスは，乳幼児の感染が少ない。

(5)　A型肝炎ウイルスは，食中毒の原因にならない。

問題23　芽胞形成食中毒菌についての記述である。**正しいものを一つ選びなさい。**

(1)　サルモネラ属菌は，芽胞形成食中毒菌である。

(2)　芽胞は，加熱や乾燥に対して強い抵抗性をもつ。

(3)　蜂蜜は，3歳未満の幼児には与えてはならない。

(4)　セレウス菌の嘔吐型毒素は，腸管内で産生される。

(5)　ボツリヌス菌は，通性嫌気性菌である。

栄養と健康に関する科目

問題24　栄養素の生体影響についての記述である。**正しいものを一つ選びなさい。**

(1)　炭水化物の摂取量が過剰になると，クエン酸から中性脂肪が合成され，体脂肪が増加する。

(2)　脂質の摂取量が増加すると，エネルギーの過剰摂取となり肥満になりやすく，乳がんのリスクが増加する。

(3)　多価不飽和脂肪酸の摂取量が増加すると，血中の中性脂肪量やコレステロール量が増加する。

(4)　食品から摂取するコレステロール量は，体内で合成されるコレステロール量より多く，血中コレステロールレベルに大きく影響する。

(5)　たんぱく質の過剰摂取は，尿酸の排泄のために腎臓に負担を与える。

問題25　食欲の調節についての記述である。**正しいものを一つ選びなさい。**

(1)　摂食中枢は，食欲中枢と満腹中枢の両者を指す。

(2)　満腹中枢は，視床下部外側野にあり，空腹感を感じ食欲が高まる。

(3)　満腹中枢は，血液中のグルコース濃度を感知して食欲をコントロールする。

(4)　胃の中が空になると，胃や消化管で産生されるレプチンが，摂食中枢を活性化させる。

(5)　脂肪細胞から分泌されるグレリンは，摂食中枢を抑制し，満腹中枢を活性化させ食欲を抑える。

問題26　栄養と健康についての記述である。**正しいものを一つ選びなさい。**

(1)　同化反応は，エネルギーを必要とする代謝である。

(2)　1型糖尿病は，2型糖尿病に比べ栄養との関連が深い糖尿病である。

(3)　食物アレルギーを引き起こす物質は，免疫グロブリンとよばれる。

(4)　窒素出納は，脂肪酸の栄養価を示している。

(5)　食事摂取基準における推奨量は，集団の50%の人が必要量を満たす量である。

問題27　ビタミンについての記述である。**正しいものを一つ選びなさい。**

(1)　ビタミンB_1は，グルコース代謝によるエネルギー生産に必要である。

(2)　ビタミンB_{12}は，重要な抗酸化分子として細胞膜を保護する。

(3)　ビタミンDが欠乏すると，夜盲症のほかに粘膜抵抗性の減少により細菌感染症になりやすくなる。

(4)　ビタミンB_6は，カルボキシ基転移反応を含むアミノ酸代謝に必要である。

(5)　ビタミンCは，メチオニンの生成に必要である。

問題28　生化学検査における糖質代謝関連項目についての記述である。**誤っているものを一つ選びなさい。**

(1)　空腹時血糖値は，糖尿病の診断に用いられる。

(2)　空腹時血糖値の基準値は，70〜109mg/dLである。

(3)　空腹時血糖値による糖尿病診断基準は，160mg/dL以上である。

(4)　ヘモグロビンA1c（HbA1c）は，ヘモグロビンとグルコースが結合したものである。

(5)　ヘモグロビンA1c（HbA1c）は，採血日より過去1〜2か月の血糖コントロール状態を反映している。

問題29　ダイエットについての記述である。**正しいものを一つ選びなさい。**

(1)　サルコペニアは，身体組成のうち筋肉量が少なくなっている状態をいう。

(2)　身体活動代謝は，消費エネルギーの内訳で最も多く占めている。

(3)　骨粗鬆症は，栄養素のバランスが悪い食事により引き起こされ，特に男性でリスクが高い。

⑷　アディポネクチンは, 大型脂肪細胞から分泌され, 糖尿病のリスクを軽減する。

⑸　適正体重の算出には, 身長とBMIを用いる。

問題30　ライフステージにおける生理的特徴と栄養ケア・マネジメントについての記述である。**正しいもの**を一つ選びなさい。

⑴　妊婦・授乳婦のすべての食事摂取基準は, 非妊娠時・非授乳期と同じである。

⑵　母乳の分泌には, プロラクチンとオキシトシンが関与している。

⑶　幼児の貧血は, ほとんどが葉酸欠乏性貧血である。

⑷　ローレル指数は, 男女で判定基準が異なる。

⑸　２型糖尿病は, インスリンの分泌低下やインスリン抵抗性など遺伝的要因のみが関与している。

令和３年度（第８回）
専門選択問題（食品開発部門）

食物学に関する科目

問題31　日本食品標準成分表2020年版（八訂）についての記述である。**誤っているもの**を一つ選びなさい。

⑴　たんぱく質の項目には, 「アミノ酸組成によるたんぱく質」と「たんぱく質」がある。

⑵　脂質の項目には, 「脂肪酸のトリアシルグリセロール当量」, 「コレステロール」, 「脂質」がある。

⑶　炭水化物の項目には, 「利用可能炭水化物」, 「食物繊維総量」, 「糖アルコール」, 「炭水化物」がある。

⑷　「利用可能炭水化物」には, 「利用可能炭水化物（単糖当量）」, 「利用可能炭水化物（質量計）」, 「差し引き法による利用可能炭水化物」がある。

⑸　食物繊維総量のエネルギーは, 消化吸収されないので, 換算係数は０kcal/gである。

問題32　食品中の水についての記述である。**正しいもの**を一つ選びなさい。

⑴　水が凍結すると密な結晶状となり, 体積が減少する。

⑵　１分子の水は, 最大２分子の水と水素結合している。

⑶　水は, 静電引力や水素結合で分子間力が大きいので, 同じような分子量の物質の中では沸点が低い。

⑷　食品中の成分に強く束縛された結合水の氷結点は, ０℃以上に上昇する。

⑸　水分活性は, 食品を入れた密閉容器内の水蒸気圧と, その温度における純水の水蒸気圧の比である。

問題33　炭水化物についての記述である。**正しいもの**を一つ選びなさい。

⑴　水溶液中のグルコースは, 環状構造よりも鎖状構造で存在している割合が高い。

⑵　イヌリンは, 食物繊維であるフルクタンの一種である。

⑶　高メトキシペクチンは, 構成ガラクツロン酸の１％以上がメチルエステル化されている。

⑷　シクロデキストリンは, フルクトースを構成糖とする環状多糖類である。

⑸　キシリトールは, ガラクトースを構成糖とする非還元糖である。

問題34　多糖についての記述である。**正しいもの**を一つ選びなさい。

⑴　でんぷんを水と共に加熱するとのり状になるが, この変化を老化という。

⑵　ペクチンに多量のショ糖と酸を加えて加熱すると, ゲル化する。

⑶　寒天に水を加えて加熱するとゲル化し, それを冷却するとゾル化する。

⑷　グリコーゲンは, 水に不溶で, 食物繊維の一つである。

⑸　カラゲナン（カラギーナン）は, 褐藻類に存在する多糖類である。

問題35　たんぱく質の変性についての記述である。**誤っているもの**を一つ選びなさい。

⑴　しめさばは, 酢の酸により魚肉たんぱく質が凝固している。

⑵　豆腐は, 熱変成した豆乳大豆たんぱく質が, にがりなどで凝固したものである。

(3) 湯葉は，豆乳を加熱したときに，表面変性ででき
る膜をすくい上げたものである。

(4) 加熱によるたんぱく質の凝固では，立体構造の内
部の親水性部分が外部に露出し，凝固する。

(5) グルテンの形成は，塩により促進されるので，う
どんの製造では数％の食塩が使われる。

問題36 食品酵素についての記述である。**誤っているも**
のを一つ選びなさい。

(1) りんごの酵素的褐変反応には，ポリフェノールオ
キシダーゼが関与している。

(2) ニンジンには，ビタミンC酸化酵素が含まれて
いる。

(3) 焼きいもの甘味には，β-アミラーゼが関与して
いる。

(4) ワサビをすりおろすと，ミロシナーゼの作用によ
り辛味成分が生成する。

(5) キウイフルーツには，たんぱく質を加水分解する
酵素フィシンが含まれている。

問題37 油脂についての記述である。**誤っているもの**を
一つ選びなさい。

(1) 硬化油の製造では，水素添加によりトランス型脂
肪酸が増加する。

(2) 油脂の水素添加により，脂肪酸組成が変化する。

(3) 植物性油脂は，動物性油脂に比べて飽和脂肪酸を
豊富に含む。

(4) ココアバターは，可塑性範囲が非常に狭い油脂で
ある。

(5) マーガリンは，可塑性範囲が広い油脂である。

問題38 無機質と食品加工についての記述である。**誤っ**
ているものを一つ選びなさい。

(1) ナスの皮の色素ナスニンは，鉄と反応して錯体を
形成し，安定した紫色になる。

(2) アルギン酸ナトリウムは，カルシウムイオンを添
加すると，架橋しゲル化する。

(3) キュウリをピクルスにすると，クロロフィル中の
マグネシウムが銅と置き換わり，緑褐色になる。

(4) 中華めんの製造に用いられるかん水には，カリウ
ム塩やナトリウム塩などが含まれ，めんに特有の物
性と色沢を与える。

(5) 肉の色素ミオグロビンは，ヘム鉄が酸化されて褐
色のメトミオグロビンとなる。

問題39 アミノカルボニル反応による褐変についての記
述である。**誤っているもの**を一つ選びなさい。

(1) アミノ基をもつアミノ酸などと，カルボニル基を
もつ単糖類などが，反応する褐変反応である。

(2) 生成する褐色色素は，メラノイジンである。

(3) ショ糖などの非還元糖で激しく起こり，還元糖で
は起こらない。

(4) アミノカルボニル反応は，酸性で遅く，アルカリ
性で激しくすすむ。

(5) 副反応であるストレッカー分解で，アルデヒド類
やピラジン類の香気成分が生成する。

問題40 食品の香りについての記述である。**誤っている**
ものを一つ選びなさい。

(1) 果実類の芳香は，成熟過程で有機酸やアルコール
から酵素的に合成される。

(2) 脂質の酸化により生成するヒドロペルオキシドの
分解物は，油脂の酸化臭の原因となる。

(3) 糖類を160～200℃で加熱すると，カラメル化反応
により，甘くて香ばしい香気成分が生成する。

(4) ニンニクの香りは，含硫アミノ酸のアルキルシス
テインスルホキシド類に，アリイナーゼが作用して
生成する。

(5) ツクリタケ（マッシュルーム）のかび臭いような
香りは，レンチオニンが主成分である。

問題41 食品の味についての記述である。**正しいもの**を
一つ選びなさい。

(1) ジンゲロールは，新鮮なダイコンの辛味成分で
ある。

(2) カキの渋味は，不溶性タンニンによる。

(3) ミラクリンは，甘味を抑制する味覚変革物質で
ある。

(4) アセスルファムカリウムは，苦味成分である。

(5) シュウ酸は，ホウレンソウに含まれるえぐ味成分
である。

問題42 食品の機能性成分についての記述である。**誤っ**
ているものを一つ選びなさい。

(1) グルコシルセラミドには，血圧の上昇を抑制する
働きがある。

(2) CPP-ACP（乳タンパク質分解物）には，歯の再石
灰化を促進する働きがある。

(3) 大豆オリゴ糖には，プレバイオティクスとしてお
腹の調子を整える働きがある。

⑷　DHAには，血液中の中性脂肪を低下させる働きがある。

⑸　ポリグルタミン酸には，腸管でのカルシウムの吸収を助ける働きがある。

問題43　食品加工法についての記述である。**正しいもの**を一つ選びなさい。

⑴　エクストルーダー加工では，たんぱく質は変性しない。

⑵　超高圧処理は，二酸化炭素を圧力媒体として食品を処理する技術である。

⑶　超臨界ガス抽出法は，香料，天然色素などの抽出に利用されている。

⑷　限外ろ過法では，逆浸透法よりも高い圧力を加えて操作される。

⑸　精密ろ過法は，ジュースの濃縮などに利用されている。

問題44　食品の乾燥についての記述である。**誤っているもの**を一つ選びなさい。

⑴　液状またはペースト状の食品を，加熱した回転ドラムの表面に薄く広げて乾燥する方法を，泡沫乾燥という。

⑵　液状食品を熱風中に霧状に噴出させ，瞬時に水分を蒸発，粉末化する技術を，噴霧乾燥という。

⑶　食品を凍結した後，減圧下で水を昇華させて乾燥する方法を，凍結乾燥という。

⑷　米などの水分の少ない食品を，高温高圧にし，急速に常圧に戻し膨化して乾燥する方法を，加圧乾燥という。

⑸　めんを油で揚げて乾燥状態にする技術を，油熱乾燥という。

問題45　小麦粉とその加工品についての記述である。**誤っているもの**を一つ選びなさい。

⑴　硬質小麦から薄力粉，軟質小麦から強力粉がつくられる。

⑵　小麦粉のたんぱく質は，グリアジンとグルテニンで大部分を占め，水でこねるとグルテンが形成される。

⑶　バゲットなどはリーンなパン，クロワッサン，ブリオッシュなどはリッチなパンである。

⑷　高温で焼成されたパンの皮の色はメイラード反応，香りはストレッカー分解により生成される。

⑸　日本農林規格では，うどん，ひやむぎ，そうめんの違いは太さだけである。

問題46　穀類加工品についての記述である。**正しいもの**を一つ選びなさい。

⑴　大麦は，白醤油の製造に大豆とともに用いられる。

⑵　韃靼そばには，ルチンというカロテノイド類が多く含まれている。

⑶　オートミールは，ハト麦を炒ってひき割りにしたものである。

⑷　ライ麦パンの製造では，酵母の他，乳酸菌も用いられる。

⑸　コーン油は，とうもろこしの胚乳部を搾油して製造する。

問題47　大豆加工食品についての記述である。**正しいもの**を一つ選びなさい。

⑴　テンペは，麹菌を接種後，塩水に漬け込んで製造される。

⑵　糸引き納豆の粘質物は，ガラクタンである。

⑶　濃縮大豆たんぱく質のたんぱく質濃度は，分離大豆たんぱく質よりも高い。

⑷　凍り豆腐は，木綿豆腐の二次加工品である。

⑸　沖縄豆腐とは，落花生を原料に混ぜた豆腐である。

問題48　豆類の餡についての記述である。**誤っているもの**を一つ選びなさい。

⑴　餡は，脂質がでんぷん粒子を覆い，糊化したでんぷんが流出しない構造となっている。

⑵　あずき，インゲンマメ，ソラマメなど，でんぷんが多く脂質が少ない豆は餡ができる。

⑶　大豆は，でんぷんが少なく餡ができないが，エダマメからは，ずんだ餡ができる。

⑷　落花生は，でんぷんが少なく餡ができない。

⑸　練り餡は，生餡や乾燥餡に砂糖を加えて，練り上げたものである。

問題49　果実類とその加工についての記述である。**誤っているもの**を一つ選びなさい。

⑴　後熟現象を起こす果実は，クライマクテリック型果実と呼ばれ，パパイヤが該当する。

⑵　ウメは，果実類の分類では仁果類に分類される。

⑶　ブドウは，酒石酸とリンゴ酸を多く含む果実である。

⑷　ジャム類とは，果実などを糖類とともにゼリー化

するまで煮詰めたものをいう。

(5) 乾燥果実は，果実に含まれる水分を減少させて保存性を高め，独特の風味を生み出した食品である。

問題50 魚介類の加工についての記述である。**誤っているものを一つ選びなさい。**

(1) 煮干しは，魚介類を適度な濃度の食塩水の中で煮熟した後に，乾燥してつくられる。

(2) かまぼこは，魚肉の筋形質たんぱく質が食塩水に溶解するという性質を利用したものである。

(3) すり身の冷凍変性防止は，一般的に砂糖，ソルビトール，リン酸塩などを加えて行われる。

(4) 佃煮は，ハゼ，あさりなどを原料に濃厚調味料とともに，長時間煮熟して製造される。

(5) 塩辛は，魚介類の筋肉，内臓などに食塩を加えて，自己消化酵素および微生物の作用によりつくられる。

問題51 肉類とその加工品についての記述である。**正しいものを一つ選びなさい。**

(1) 牛肉や馬肉は，豚肉や鶏肉よりもミオグロビン含量が高い。

(2) 店頭に並べられた食肉が赤いのは，ニトロソミオグロビンによる。

(3) 死後硬直は，アクトミオシンのアクチンとミオシンへの分解により起こる。

(4) ベーコン製造においては，くん煙後に加熱処理を行う。

(5) コラーゲンの主要構成アミノ酸は，チロシン，グルタミン酸，フェニルアラニンである。

問題52 乳の加工品についての記述である。**誤っているものを一つ選びなさい。**

(1) 牛乳を遠心分離し，上層に位置する脂肪を主とする画分をクリームといい，水中油滴型のエマルションである。

(2) クリームをチャーニングして，油中水滴型のバターができる。

(3) チャーニングによりできたバター粒が，乳酸発酵して発酵バターができる。

(4) アイスクリームは，アイスクリーム，アイスミルク，ラクトアイスに分類される。

(5) プロセスチーズは，ナチュラルチーズに水，香辛料，乳化剤などを加えて溶融し，製造される。

問題53 卵とその加工品についての記述である。**正しい**ものを一つ選びなさい。

(1) 卵の鮮度判定に用いられるハウユニットは，卵黄の高さと卵白の重量から求められる。

(2) 卵黄の乳化性に関わるのは，アルブミンなどである。

(3) 卵は，栄養バランスに優れ，すべてのビタミンを含んでいる。

(4) ピータンは，アヒルの卵を酸により凝固させたものである。

(5) 産卵直後の卵白のpHは，中性近辺である。

問題54 発酵食品についての記述である。**誤っているものを一つ選びなさい。**

(1) ヨーグルトは，牛乳の糖に乳酸菌が作用し，乳酸が生成することによって生産される。

(2) 濃口醤油は，蒸した大豆と炒った小麦でつくった醤油麹に食塩水を加えてつくられる。

(3) 米味噌は，米麹に，蒸しまたは煮た大豆と食塩を加えてつくられる。

(4) 日本酒は，米麹がでんぷんを分解して生成するブドウ糖に，酵母が作用してアルコール発酵したものである。

(5) 食酢は，穀物に麹菌が作用して生成する糖類や果実の糖類に，酢酸菌を作用させて製造される。

問題55 嗜好飲料についての記述である。**誤っているものを一つ選びなさい。**

(1) 紅茶の紅色は，茶葉のカテキン類が酸化重合した成分による。

(2) プーアル茶は，半発酵茶である。

(3) カフェインレスコーヒーの製造過程での脱カフェイン法には，超臨界ガス抽出法がある。

(4) 緑茶の主なうま味成分は，テアニンである。

(5) 果汁100％ジュースのうち，果実搾汁をそのまま用いたものをストレートと表示する。

調理学に関する科目

問題56 湿式加熱についての記述である。**正しいものを**一つ選びなさい。

(1) 煮込み料理では，肉基質たんぱく質の多い獣鳥肉は，すぐにやわらかくなる。

(2) 含め煮では，煮汁の量は出来上がりに影響しない。

(3) たけのこのえぐ味の除去には，重曹を入れてゆ

でる。

(4) 煮汁にでんぷんでとろみをつけると，冷めにく
い。

(5) あずきは，吸水に時間がかかるので，一晩浸漬し
て加熱する。

問題57　野菜の調理についての記述である。**正しいもの**
を一つ選びなさい。

(1) 野菜の加熱調理では，浸透圧により調味される。

(2) 緑色色素は，酢水でゆでると緑色が鮮やかになる。

(3) 赤かぶは，pHが高いと赤色が鮮やかになる。

(4) 野菜に含まれる無機質は，ゆで水には溶出しに
くい。

(5) 大根は，2％食塩水で煮ると，水煮よりもやわら
かくなる。

問題58　油脂の調理性についての記述である。**誤ってい**
るものを一つ選びなさい。

(1) マヨネーズは，油脂の乳化性の利用である。

(2) バターケーキは，油脂のクリーミング性の利用で
ある。

(3) クッキーは，油脂のショートニング性の利用で
ある。

(4) 折り込み式パイは，油脂のクリーミング性の利用
である。

(5) サンドイッチに塗られるバターは，油脂の疎水性

の利用である。

問題59　咀嚼・嚥下困難者の食べ物についての記述であ
る。**正しいもの**を一つ選びなさい。

(1) 寒天を加えたペースト状食品は，寒天の易溶性を
利用してつくられる。

(2) 高メトキシ（メトキシル）ペクチンは，牛乳で喉ご
しの良いムース状のゲルを形成する。

(3) おいしさは，外観が重要なので，ミキサー食をゲ
ル化剤でゼリー食とする。

(4) 低分子量の寒天は，主にゲル状食品を調理するの
に用いられる。

(5) 小麦粉は，とろみ調整食品に多用される。

問題60　食品開発についての記述である。**正しいもの**を
一つ選びなさい。

(1) ゆで卵の黄身はやわらかいので，高齢者用食品に
適している。

(2) ユニバーサルデザインフードは，食べる機能を考
慮した食事基準である。

(3) 高齢者用食品の官能評価パネルは，若年者が適し
ている。

(4) 幼児用おやつには，ミニカップゼリーが適して
いる。

(5) きざみ食は，きざんだままの状態が咀嚼・嚥下機
能の低下した高齢者に最も適した食形態である。

令和3年度（第8回）
専門選択問題（食品流通・サービス部門）

調理学に関する科目

問題31　湿式加熱についての記述である。**正しいもの**を
一つ選びなさい。

(1) 煮込み料理では，肉基質たんぱく質の多い獣鳥肉
は，すぐにやわらかくなる。

(2) 含め煮では，煮汁の量は出来上がりに影響しない。

(3) たけのこのえぐ味の除去には，重曹を入れてゆ
でる。

(4) 煮汁にでんぷんでとろみをつけると，冷めにくい。

(5) あずきは，吸水に時間がかかるので，一晩浸漬し
て加熱する。

問題32　野菜の調理についての記述である。**正しいもの**
を一つ選びなさい。

(1) 野菜の加熱調理では，浸透圧により調味される。

(2) 緑色色素は，酢水でゆでると緑色が鮮やかになる。

(3) 赤かぶは，pHが高いと赤色が鮮やかになる。

(4) 野菜に含まれる無機質は，ゆで水には溶出しに
くい。

(5) 大根は，2％食塩水で煮ると，水煮よりもやわら
かくなる。

問題33　油脂の調理性についての記述である。**誤ってい**
るものを一つ選びなさい。

(1) マヨネーズは，油脂の乳化性の利用である。

(2)　バターケーキは，油脂のクリーミング性の利用である。

(3)　クッキーは，油脂のショートニング性の利用である。

(4)　折り込み式パイは，油脂のクリーミング性の利用である。

(5)　サンドイッチに塗られるバターは，油脂の疎水性の利用である。

問題34　咀嚼・嚥下困難者の食べ物についての記述である。**正しいもの**を一つ選びなさい。

(1)　寒天を加えたペースト状食品は，寒天の易溶性を利用してつくられる。

(2)　高メトキシ（メトキシル）ペクチンは，牛乳で喉ごしの良いムース状のゲルを形成する。

(3)　おいしさは，外観が重要なので，ミキサー食をゲル化剤でゼリー食とする。

(4)　低分子量の寒天は，主にゲル状食品を調理するのに用いられる。

(5)　小麦粉は，とろみ調整食品に多用される。

問題35　食品開発についての記述である。**正しいもの**を一つ選びなさい。

(1)　ゆで卵の黄身はやわらかいので，高齢者用食品に適している。

(2)　ユニバーサルデザインフードは，食べる機能を考慮した食事基準である。

(3)　高齢者用食品の官能評価パネルは，若年者が適している。

(4)　幼児用おやつには，ミニカップゼリーが適している。

(5)　きざみ食は，きざんだままの状態が咀嚼・嚥下機能の低下した高齢者に最も適した食形態である。

問題36　加熱操作についての記述である。**正しいもの**を一つ選びなさい。

(1)　ゆで加熱は，ゆで水の伝導により加熱される。

(2)　過熱水蒸気調理は，250℃の高温加熱ができる。

(3)　炒め物は，湿式加熱である。

(4)　誘電加熱は，磁力線により鍋全体を発熱させる。

(5)　蒸し物は，水溶性成分の損失が多い。

問題37　真空調理についての記述である。**正しいもの**を一つ選びなさい。

(1)　野菜では，葉物類に適している。

(2)　肉類や魚類では，75℃以上の加熱が必要である。

(3)　少量の調味料で，味付けができる。

(4)　食品素材の風味が，低減する。

(5)　人件費や光熱費が増加する。

問題38　魚類の生食調理についての記述である。**正しいもの**を一つ選びなさい。

(1)　しめさばは，酢じめ後に塩じめをする。

(2)　すずきのあらいは，死後硬直中の魚肉をそぎ切りにする。

(3)　ひらめの刺身は，角造りにする。

(4)　いかの刺身は，厚めの平造りにする。

(5)　まぐろの刺身は，そぎ切りにする。

問題39　乳類の調理についての記述である。**誤っているもの**を一つ選びなさい。

(1)　牛乳は，寒天ゼリーをかたくする。

(2)　牛乳は，レバーの生臭みを吸着する。

(3)　牛乳は，焼き菓子に焼き色をつける。

(4)　クリームを低温で泡立てると，泡立ちがよい。

(5)　砂糖は，クリーム泡沫の安定性をよくする。

問題40　茶やコーヒーについての記述である。**正しいもの**を一つ選びなさい。

(1)　粗挽きコーヒーは，ドリップ式が適する。

(2)　玉露は，60℃前後の低い温度で浸出する。

(3)　ウーロン茶は，70〜80℃で浸出する。

(4)　アイスティーのクリームダウンは，緩慢に冷却させることで防止できる。

(5)　紅茶のジャンピング現象は，75℃前後の湯中で生じる。

食品の流通・消費に関する科目

問題41　我が国の食品ロスについての記述である。**正しいもの**を一つ選びなさい。

(1)　食品ロスには，不可食部が含まれる。

(2)　食品ロスの約半分は，外食産業から発生している。

(3)　カップめんの賞味期限は，近年，半年から1年に伸びている。

(4)　一般家庭からの食品ロス発生量は，年間約200万〜400万トンと推計されている。

(5)　食品ロスには，飼料や肥料などに回った食品は含まれない。

問題42　主要食品の流通についての記述である。**正しい**ものを一つ選びなさい。

(1)　主食である米の流通は，現在も政府の管理下にある。

(2)　定温（恒温）流通とは，コールドチェーンのことである。

(3)　佃煮は，百貨店からの購入比率が最も高い。

(4)　りんごは，CA貯蔵によって長期の保存・出荷が可能である。

(5)　食肉の卸売市場経由率は，水産物に比べて高い。

問題43　マーケティングの理論についての記述である。**正しい**ものを一つ選びなさい。

(1)　製品のライフサイクル理論は，売上げ高と利益の変化を5つの段階に分けている。

(2)　4Cの考え方は，1960年代に入り提唱された。

(3)　プロダクト・アウトの考え方は，顧客視点やニーズを重視している。

(4)　プル戦略とプッシュ戦略は，同時に実施してはならない。

(5)　マーケット・インの考え方は，1990年代に入って登場した。

問題44　我が国のチェーンレストランについての記述である。**正しい**ものを一つ選びなさい。

(1)　チェーンレストランは，1960年を起点に次々と登場した。

(2)　チェーン化は，マニュアルとPOSシステムの導入よって図られた。

(3)　チェーンレストランの都心集中化は，モータリゼーションによって進んだ。

(4)　チェーン化は，本部（本社）と店舗の機能を分化することによって実現した。

(5)　調理システムの改革は，大規模キッチンを導入した店舗を増やした。

問題45　惣菜の定義・分類（日本惣菜協会）についての記述である。**誤っている**ものを一つ選びなさい。

(1)　惣菜は，家で調理して食べられる状態に半加工されて販売される。

(2)　惣菜は，中食に分類される。

(3)　弁当・サンドイッチは，惣菜に含まれる。

(4)　お好み焼き・たこ焼きは，惣菜に含まれる。

(5)　精肉店は，中食の業態に含まれる。

問題46　外食産業の分類についての記述である。**正しい**ものを一つ選びなさい。

(1)　料亭は，給食主体部門の営業給食に分類される。

(2)　喫茶店は，料飲主体部門に分類される。

(3)　国内線の機内食は，給食主体部門の集団給食に分類される。

(4)　宿泊施設は，給食主体部門の集団給食に分類される。

(5)　社員食堂は，給食主体部門の営業給食に分類される。

問題47　食料消費と環境問題についての記述である。**誤っている**ものを一つ選びなさい。

(1)　3Rとは，Reduce，Recycle，Repairの3つの単語の頭文字をとったものである。

(2)　2007年の改正食品リサイクル法には，リサイクル・ループ構築などの仕組みが盛り込まれた。

(3)　一部の食品で賞味期限が伸びている理由の一つは，食品業界の慣習見直しがあげられる。

(4)　カーボンフットプリントの取組みは，2006年にイギリスで始まった。

(5)　フード・マイレージは，輸入食料の輸送量に輸送距離を乗じた指標である。

問題48　飲食料の最終消費額（飲食費）についての記述である。**正しい**ものを一つ選びなさい。

(1)　外食への支出は，飲食料の最終消費額の中で生鮮食品や加工食品への支出よりも多い。

(2)　近年，飲食料の最終消費額に占める生鮮品等の比率は，2割以下である。

(3)　食品製造業の原料は，国内生鮮品よりも輸入生鮮品が多く使われている。

(4)　食用農水産物の生産額と飲食料の最終消費額は，同額である。

(5)　国産の農水産物は，食品製造業（加工）向けよりも最終消費向けが多い。

問題49　消費税の軽減税率制度についての記述である。**正しい**ものを一つ選びなさい。

(1)　酒類は，軽減税率の対象である。

(2)　外食は，軽減税率の対象外である。

(3)　宅配のピザは，軽減税率の対象外である。

(4)　軽減税率対象品目の税率は，現在5％である。

(5)　料理品のテイクアウトは，軽減税率の対象外である。

問題50　加工食品についての記述である。**正しいもの**を一つ選びなさい。

(1)　即席めんの具材は，冷凍食品の技術が利用されている。

(2)　異性化糖の使用は，価格が高いことから一部の高価格商品のみに使われている。

(3)　家庭内食での加工食品の利用が増える一因は，調理に手間をかけたい人が増加したことによる。

(4)　レトルト食品の生産量は，カレー製品の生産シェアが高い。

(5)　冷凍食品の生産量の増加は，調理冷凍食品の生産量から影響を受けていない。

フードコーディネート論

問題51　レストラン起業についての記述である。**正しいもの**を一つ選びなさい。

(1)　FLコストは，売上げ高の50％以下に収めることが望ましい。

(2)　客席数は，標準としては「店舗面積（坪数）×2」である。

(3)　売上げに対する家賃（含む共益費）比率は，15％程度に抑えることが望ましい。

(4)　店舗工事費用は，年間売上げ高の2分の1以下に抑えることが望ましい。

(5)　売上げ高は，「客席数×満席率×客単価」で計算することができる。

問題52　下記飲食店の損益分岐点売上げ高を計算し，**正しいもの**を一つ選びなさい。

費目	金額
売上げ高	500万円
固定費	180万円
変動費	200万円

(1)　216万円　　(2)　252万円　　(3)　300万円

(4)　384万円　　(5)　540万円

問題53　売上げ総利益についての記述である。**正しいもの**を一つ選びなさい。

(1)　税引き前当期純利益から法人税，事業税などの税金を引いた利益のことをいう。

(2)　営業利益に営業外収益を足し，営業外費用を引いた利益のことをいう。

(3)　売上げ高から売上げ原価（原材料費）を引いた利益のことをいう。

(4)　売上げ高から販売費および一般管理費を引いた利益のことをいう。

(5)　経常利益に特別利益を足し，特別損失を引いた利益のことをいう。

問題54　日本料理様式についての記述である。**誤っているもの**を一つ選びなさい。

(1)　菜（おかず）の数は，奇数が一般的慣習である。

(2)　懐石料理では，膾のことを向付と呼ぶ。

(3)　茶事の前に出される料理を会席と呼ぶ。

(4)　卓袱料理は，日本風に同化された中国料理である。

(5)　本膳料理では，煮物のことを平という。

問題55　中国料理様式についての記述である。**正しいもの**を一つ選びなさい。

(1)　2枚折以上あるメニューのことを「菜譜」という。

(2)　熱い料理「熱菜（ルゥツァイ）」の最初のものを「湯菜（タンツァイ）」と呼ぶ。

(3)　「点心」は，手の込んだつくり置きできる「冷菜（ロンツァイ）」が多い。

(4)　「甜菜（ティエヌツァイ）」は，フカヒレなど高級食材が使われるメイン料理のことである。

(5)　「飲茶（ヤムチャ）」では，冷菜と茶を一緒に供する。

問題56　西洋料理様式についての記述である。**正しいもの**を一つ選びなさい。

(1)　英国式朝食をコンチネンタルブレックファストと呼ぶ。

(2)　フランス料理では，前菜のことをポワソンという。

(3)　フランス料理では，前菜の前に出る小品料理をポタージュクレールという。

(4)　イタリア料理では，前菜のことをアンティパストという。

(5)　イタリア料理のプリモ・ピアットとは，獣鳥肉類のメイン料理のことである。

問題57　日本の食事の歴史についての記述である。**正しいもの**を一つ選びなさい。

(1)　平安時代に禅宗が伝来し，精進料理，喫茶の習慣が定着した。

(2)　鎌倉時代に本膳料理の形式が確立された。

(3)　室町時代に懐石料理が確立された。

(4)　安土・桃山時代に現代の宴会の形式である会席料

理が広まった。

(5) 江戸時代に黄檗宗寺院から精進の中国料理である普茶料理が広まった。

問題58　食空間の照明計画についての記述である。誤っているものを一つ選びなさい。

(1) 面光源は，光沢と影がなくなり，平面的で単調に見える。

(2) シーリングライトは，天井に直付けする照明器具である

(3) LED電球は，長寿命で省エネルギーに優れている。

(4) ハロゲン電球は，涼しい印象を与える。

(5) 演色性とは，光源によって色の見え方に影響を及ぼす光の性質をいう。

問題59　食企画についての記述である。誤っているものを一つ選びなさい。

(1) 伝統野菜などを使用した食イベントは，地域貢献・地域振興につながる。

(2) 生産者と連携した料理コンテストには，食材の宣

伝効果はない。

(3) ファミリーレストランの場合，クライアントが企画演出を行うケースも多い。

(4) 食関連企業が行うレシピコンテストは，生鮮食品や加工食品の販売促進につながる。

(5) 店頭での試食販売は，事前に検証・検討をしておくことが大切である。

問題60　西洋料理の食卓のコーディネートについての記述である。正しいものを一つ選びなさい。

(1) カトラリーの中で，銅92.5％，銀7.5％を使用しているものをスターリング・シルバーという。

(2) ステンレス製の食器は，使用しているうちに酸化して黒ずむのでメンテナンスが必要である。

(3) テーブルクロスは，レースの素材は格調が高く，無地のものはカジュアルになる。

(4) テーブルクロスの垂れ下がりは，フォーマルで50cm，カジュアルは20〜30cmが目安である。

(5) ランチョンマットは，略式スタイルなので，フォーマルで用いられることはない。

■編　者

公益社団法人　日本フードスペシャリスト協会

〔事務局〕

〒170-0004　東京都豊島区北大塚2-20-4

橋義ビル4階

TEL　03-3940-3388

FAX　03-3940-3389

フードスペシャリスト資格認定試験過去問題集　2023年版

2023年（令和5年）2月20日　初 版 発 行

編　者　　(公社) 日本フード
　　　　　スペシャリスト協会

発 行 者　　筑 紫 和 男

発 行 所　　株式会社 建 帛 社
　　　　　　　　 KENPAKUSHA

〒112-0011　東京都文京区千石4丁目2番15号
TEL（03）3944-2611
FAX（03）3946-4377
https://www.kenpakusha.co.jp/

令和4年度　フードスペシャリスト資格認定試験解答用紙

養成機関コード

受験番号

フリガナ	
氏　名	

《注意事項》

1. 養成機関コード（学校コード）、受験番号は □ の中に数字を記入し該当するマークを塗りつぶすこと。
2. マークは必ずＨＢの鉛筆を使用し、下記（良い例）のように塗りつぶすこと。
3. 決められた記入及びマーク欄以外には、何も記入しないこと。
4. マークを訂正するときは、プラスチックの消しゴムできれいに消し、消しくずを残さないこと。
5. 用紙を汚したり、折り曲げたりしないこと。

マークの仕方

（良い例）

（悪い例）　うすい　細い　短い　はみ出し　ななめ　外側だけ

科目	問	解　答　欄
フードスペシャリスト論	1	① ② ③ ④ ⑤
	2	① ② ③ ④ ⑤
	3	① ② ③ ④ ⑤
	4	① ② ③ ④ ⑤
	5	① ② ③ ④ ⑤
	6	① ② ③ ④ ⑤
食品の官能評価・鑑別論	7	① ② ③ ④ ⑤
	8	① ② ③ ④ ⑤
	9	① ② ③ ④ ⑤
	10	① ② ③ ④ ⑤
	11	① ② ③ ④ ⑤
	12	① ② ③ ④ ⑤
	13	① ② ③ ④ ⑤
	14	① ② ③ ④ ⑤
	15	① ② ③ ④ ⑤
食品の安全性に関する科目	16	① ② ③ ④ ⑤
	17	① ② ③ ④ ⑤
	18	① ② ③ ④ ⑤
	19	① ② ③ ④ ⑤
	20	① ② ③ ④ ⑤
	21	① ② ③ ④ ⑤
	22	① ② ③ ④ ⑤
	23	① ② ③ ④ ⑤
栄養と健康に関する科目	24	① ② ③ ④ ⑤
	25	① ② ③ ④ ⑤
	26	① ② ③ ④ ⑤
	27	① ② ③ ④ ⑤
	28	① ② ③ ④ ⑤
	29	① ② ③ ④ ⑤
	30	① ② ③ ④ ⑤

科目	問	解　答　欄
食物学に関する科目	31	① ② ③ ④ ⑤
	32	① ② ③ ④ ⑤
	33	① ② ③ ④ ⑤
	34	① ② ③ ④ ⑤
	35	① ② ③ ④ ⑤
	36	① ② ③ ④ ⑤
	37	① ② ③ ④ ⑤
	38	① ② ③ ④ ⑤
	39	① ② ③ ④ ⑤
調理学に関する科目	40	① ② ③ ④ ⑤
	41	① ② ③ ④ ⑤
	42	① ② ③ ④ ⑤
	43	① ② ③ ④ ⑤
	44	① ② ③ ④ ⑤
	45	① ② ③ ④ ⑤
	46	① ② ③ ④ ⑤
食品流通・消費に関する科目	47	① ② ③ ④ ⑤
	48	① ② ③ ④ ⑤
	49	① ② ③ ④ ⑤
	50	① ② ③ ④ ⑤
	51	① ② ③ ④ ⑤
	52	① ② ③ ④ ⑤
	53	① ② ③ ④ ⑤
フードコーディネート論	54	① ② ③ ④ ⑤
	55	① ② ③ ④ ⑤
	56	① ② ③ ④ ⑤
	57	① ② ③ ④ ⑤
	58	① ② ③ ④ ⑤
	59	① ② ③ ④ ⑤
	60	① ② ③ ④ ⑤

平成30（2018）年度〜令和4（2022）年度実施分

フードスペシャリスト
資格認定試験
過去問題集

解答

令和4年度　専門フードスペシャリスト資格認定試験　解答付

令和4年度（第24回）フードスペシャリスト資格認定試験【解答】

問題番号	解答	解　説

●フードスペシャリスト論

問題1（3）（1）健康的な食生活の普及・啓発はフードスペシャリストの果たすべき役割である／（2）企業の責務である法令遵守のためには，法令や表示制度を熟知している必要がある／（4）食品産業従事者として高い倫理意識を持つ必要がある／（5）むだのない食料供給や消費の推進者となるべく努めなくてはならない

問題2（4）1万2千年前に長江流域で陸稲栽培が起こり，その後6千年前に水稲栽培が始まった

問題3（3）（1）手食は現在でも多くの国々で使われている／（2）中国や韓国では日常的に箸と匙が併用されている／（4）健康や動物愛護，環境保護の理由からの場合も称される／（5）懐石料理ではなく精進料理である

問題4（5）（1）中食である／（2）中食である／（3）外食である／（4）外食ではない

問題5（4）スーパーマーケットは1980年代に台頭した

問題6（1）（2）特定保健用食品と条件付き特定保健用食品の2種類／（3）認可されている関与成分の規格基準に適合していれば消費者庁の個別審査を受ける必要はない／（4）葉酸と胎児の神経管閉鎖障害も表示が許可されている／（5）表示すべき事項である

●食品の官能評価・鑑別論

問題7（3）（1）液体では唾液による緩衝作用の影響を受けないためにも舌全体を覆う量が必要／（2）個室法が，室内をブースと呼ぶ小部屋に仕切る方法である／（4）40ホーン以下が望ましい／（5）個室法が，パネリストが他人の影響を受けないで判断を下す方法である

問題8（1）c．2種類の試料の特性の差を，AAB，ABBのように3個を1組にして提示し，異なる1個を見出す方法である／d．データ解析により，試料間の差を絶対的に評価できる

問題9（5）ゾルは液体のように流動性のある状態を示す

問題10（5）冷凍も貯蔵に適するが，コストがかかる

問題11（4）アルカリによりゲル化する

問題12（4）いんげんまめ，そらまめ等を用いる

問題13（5）a．塩干し品である／c．さけの卵を塩蔵したもの

問題14（3）（1）重くなる→軽くなる／（2）下がる→上昇する／（4）高く→低く／（5）義務づけられていない→義務づけられている

問題15（2）淡口しょうゆは，濃口しょうゆよりも塩分濃度は高い

●食品の安全性に関する科目

問題16（2）マグロ，サバ，サンマ，イワシなどの赤身の魚

問題17（3）（1）台所用合成洗剤は中性洗剤といわれている／（2）衣料用合成洗剤にはアルカリ性洗浄剤が配合されている／（4）アニオン（陰イオン）系界面活性剤は，長鎖アルキル基でできている／（5）カチオン（陽イオン）系界面活性剤は，逆性石けんと呼ばれている

問題18（3）（1）腸管出血性大腸菌／（2）メチル水銀／（4）シガテラ毒／（5）カドミウム

問題19（5）（1）～（4）はリスク管理

問題20（2）（1）サルモネラ属に分類されている／（3）三類感染症に指定されている／（4）酸素が3～15％の微好気性環境下で発育する／（5）耐熱性で，通常の加熱調理で失活しない

問題21（4）（1）厚生労働大臣が指定する／（2）物質名で表示するのが基本である／（3）物質名と用途名を併記して表示する／（5）表示が免除される

問題22（2）（1）ノロウイルスによる食中毒の潜伏期間は，平均1～2日である／（3）ノロウイルスは，ヒトとヒトとの間で感染する／（4）ロタウイルスは，ヒトの糞便で汚染された飲料水から感染することがある／（5）ロタウイルスによる食中毒の潜伏期間は，1～3日間である

問題23（4）1955年，西日本一帯で起こった「ヒ素ミルク事件」は，製造過程で使用された添加物に不純物として混入したヒ素による大規模な食中毒である

●栄養と健康に関する科目

問題24（5）（1）スクロースは，グルコースとフルクトースが結合した二糖類である／（2）グルコースは，解糖経路では嫌気的に分解される／（3）パルミチン酸は，炭素数16の飽和脂肪酸である／（4）ナトリウムイオンは，カリウムイオンとは反対に細胞外液に多く存在する

問題25（2）（1）筋肉は，エネルギー源として優先的に血糖や筋グリコーゲンなどを利用する／（3）高齢期の細胞内水分量は，成人期に比べて減少している／（4）半減期14～21日の血清アルブミンは，低栄養状態の指標である／（5）カウプ指数は乳幼児期の，ローレル指数は学童期の体格指数として用いられる

問題26（4）健康は，ホメオスタシスが維持されている状態とみなすことができる

問題27（5）（1）アラキドン酸は，体内で合成されるが必要量を十分に満たせないため，食事から摂取する必要のある必須脂肪酸である／（2）リノール酸はn-6系の多価不飽和脂肪酸（二重結合が2つ）である／（3）脂肪酸は，β酸化という代謝経路を経てアセチルCoAになる／（4）中性脂肪は，3個の脂肪酸が1個のグリセロールに結合したものである

問題28（1）（2）主食は，5-7SVで一段目に示されている／（3）副菜は，5-6SVで二段目に示されている／（4）果物は，2SVで四段目右に示されている／（5）牛乳・乳製品は，2SVで四段目左に示されている

問題29（5）（1）抗原の多くは，病原菌などのように体外から侵入してきた非自己であり，B細胞が産生するのは抗体である／（2）抗体は，免疫グロブリンといい，グロブリンに分類されるたんぱく質が主成分である／（3）生まれた時から備わっている免疫は，自然免疫が主体である／（4）免疫機能は，栄養状態に大きく左右される

問題30（2）（1）高値を示すと血栓ができやすく，動脈硬化性疾患を招く／（3）動脈硬化性疾患の評価指標である／（4）低栄養状態の指標である／（5）動脈硬化性疾患の評価指標である

●食物学に関する科目

問題31（5）（1）収載食品数が2015年版より287食品増加し，2,478食品となった／（2）食品のエネルギー値は，原則としてFAO/INFOODSの推奨方法に準じた／（3）液体であっても，すべて可食部100g当たりの成分値を収載している／（4）でんぷんの単糖当量は，成分値に1.10を乗じて換算する

問題32（5）（1）アリチアミンは，ビタミンB$_1$とニンニクのにおい物質アリシンが結合したものである／（2）牛乳の日なた臭の原因は，ビタミンB$_2$の光増感作用による変香である／（3）葉酸が多く摂取できる食品には，疾病リスク低減表示ができる特定保健用食品（トクホ）となるものがある／（4）ビタミンB$_{12}$は，微生物によって生成されるため，海藻を除き植物性食品には含まれない

問題33（1）（2）卵殻部約10％，卵白部約60％，卵黄部約30％である／（3）卵黄固形分の約32％がたんぱく質で，約65％が脂質である／（4）完全凝固温度は卵黄で75℃，卵白

問題番号	解答	解説
		では80℃／(5) 濃厚卵白の高さと卵重から算出するハウユニットは，鮮度低下とともに濃厚卵白の高さが低下するため，貯蔵すると低下する
問題34	(2)	(1) 立体構造がほぐれ酵素作用を受けやすくなる／(3) アミロースのほうが水分子を保持しにくいので，老化しやすい／(4) 不飽和脂肪酸のほうが分子中に二重結合を有し，ラジカル反応を起こしやすいので，酸化しやすい／(5) アミノカルボニル反応は，非酵素的褐変と呼ばれ，酵素は関与しない
問題35	(2)	豆乳を80℃以上に加熱することが必要である
問題36	(1)	(2) 等電点はpH4.6である／(3) 品種，飼料，季節により変動する／(4) 牛乳の炭水化物（ラクトース）の含量は約4.8％で，人乳（約6.4％）に比べて低い／(5) パルミチン酸，オレイン酸，ステアリン酸が主な構成脂肪酸である。酪酸は，乳脂肪のフレーバーに影響している
問題37	(4)	(1) 初がつおより秋に南下する戻りがつおの方が脂質含量は高い／(2) エキス成分は，遊離アミノ酸，オリゴペプチド，核酸関連化合物，有機酸，糖などで，たんぱく質，脂質，色素などの成分は除かれたものである／(3) 魚肉の脂質は，n-3系のEPA（IPA）やDHAなどの多価不飽和脂肪酸を含む／(5) 海産魚の生臭さは，トリメチルアミンやアンモニアによる。淡水魚の生臭さは，ピペリジン系化合物による
問題38	(5)	(1) ウーロン茶は，半発酵茶である／(2) 日本緑茶のほとんどは，生葉を蒸気で蒸して酵素を不活性化させた蒸し製である／(3) 紅茶の水色は，発酵過程で生じるテアフラビンやテアルビジンによる／(4) コーヒー豆の焙煎は，一般に8段階に分けられ，イタリアンローストが最も焙煎時間が長く色は黒に近づく
問題39	(2)	カナダで品種改良されたナタネのキャノーラ品種から採油されたキャノーラ油のエルカ酸は1％未満。エルカ酸には心疾患を引き起こすリスクがある

●調理学に関する科目

問題番号	解答	解説
問題40	(2)	野菜を加熱調理すると，調味料は拡散により浸透する
問題41	(4)	いんげんまめは，5～6時間吸水させてから加熱する
問題42	(4)	(1) 熱伝導率は，アルミニウムの方が高い／(2) 電子レンジは，マイクロ波を食品に照射して発熱させる／(3) プロパンガスの方が，都市ガスよりも発熱量が大きい／(5) 強制対流式オーブンの調理時間は，自然対流式オーブンよりも短い
問題43	(5)	(1) 砂糖は，親水性があって生地中の水分を奪うため，グルテン形成は妨げられる／(2) 油脂は疎水性であるため，たんぱく質と水の接触を妨げ，グルテン形成を阻害する／(3) 食塩は，グリアジンの粘性を高めてグルテンの網目構造を緻密にして，グルテン形成を促進する／(4) グルテン形成の温度は，30～40℃が適している
問題44	(3)	食卓では，減塩しょうゆを使う
問題45	(1)	(2) ひき肉には，もも・すねなどの結合組織の多い肉を利用する／(3) マリネでは，pHが低下し，保水性が増すため肉質がやわらかくなる／(4) ウェルダンに焼いたステーキの中心部の色は，灰褐色である／(5) 肉を煮込む前に炒めることで，食肉表面のたんぱく質を熱変性させ，肉のエキス分が溶け出さないようにする
問題46	(2)	b．もち米の吸水率は，うるち米の吸水率より高い／d．吸水速度は，水温が低いほど遅い

●食品の流通・消費に関する科目

問題番号	解答	解説
問題47	(2)	現在，わが国では，牛と米穀等のトレーサビリティが
問題48	(4)または(5)	法律で義務づけられており，鳥と豚は法律の対象となっていない／(4) 飼料生産に必要とした水の量も加える／(5) 食品の製造過程などで生じる食用に供することのできない食品産廃物は，食品ロスに含まれない
問題49	(1)	(2) GPセンターに出荷される／(3) 4～5割が卸売市場を経由している／(4) 原則，産地卸売市場と消費地卸売市場を経由する／(5) 相対取引の割合が増えている
問題50	(5)	(1) 同時に実施することが必要である／(2) 購入の現場で，顧客視点に立った調査を行うことである／(3) 主に流通業者が企画・開発し，製造を製造業者に委託する形態が多い商品である／(4) 市場や顧客の要求に適合できる流通システムのことである
問題51	(4)	これは「地産地消」のことである
問題52	(3)	移動販売による惣菜は，中食に含まれる
問題53	(3)	少子化が進む中でも，女性の社会進出によりベビーフード（離乳食）市場は伸びている

●フードコーディネート論

問題番号	解答	解説
問題54	(3)	(1) 和食のテーブルセッティングのことを膳組みという／(2) アンダークロスとは，テーブルクロスの下に敷く布のこと／(4) カジュアルな場合に使う／(5) 象眼，螺鈿，黒檀，紫檀など装飾価値の高いテーブルを使うことがもてなしの意味を待つので，テーブルクロスを使用しない場合もある
問題55	(2)	(1) 料理は，左手側前からナイフを入れる／(3) この記述は，フランス式である。英米式は，ホストがゲストを見渡しやすいテーブルのサイドに座る／(4) サービスは，左側から行う。下げるのは右側から行う／(5) メニューのコース順に従い，前菜→魚料理→肉料理→サラダ→デザートを基本とする
問題56	(4)	(1) 居抜物件とは，店舗内装や設備・造作等がそのまま残された物件のことである／(2) 礼金とは，撤退時に返却されないものである／(3) 賃貸料は，同じビルであっても1階，2階では家賃が異なる／(5) 保証金ゼロの物件もある
問題57	(2)	(1) 世界の公式行事の正餐（ディナー）は，フランス料理様式のメニューが用いられる／(3) ポタージュクレールは，澄んだスープを指す。クリーム状のスープはポタージュリエという／(4) セカンド・ピアットは，メイン料理の魚介や肉料理のこと。パスタやリゾットはプリモ・ピアット（第一の皿）として前菜の後に出される／(5) イタリア料理の前菜は，アンティパストという
問題58	(5)	(1) 韓国料理の代表的なものには，キムチ，ブルコギ，冷麺がある。生春巻は，ベトナム料理である／(2) タイ料理の代表的なものには，トムヤンクンがあり，タンドリーチキンは，インド料理である／(3) ベトナム料理は，魚醤ヌクオ・マムを使用する特徴があり，ごま油を多用するのは，韓国料理である／(4) インド料理は，香味野菜，香辛料を用いたカレーなどがつくられる。ナンプラー，レモングラス，ライムを使用するのは，タイ料理の特徴である
問題59	(1)	食空間は人間・時間・空間の3要素から成り立つ
問題60	(4)	(1) ア・ラ・カルトとは，単品選択のことである。料理長おまかせは，デギュスタシオンという／(2) 定食はコースと呼ぶ。プリフィクスは，コースの一部が選択式になっている／(3) 複数ページがあるのは，メニューブックである／(5) 営業時間帯によって変わるのは時間帯メニュー。フェアメニューは，季節限定やイベント限定などのメニューのことである

フードスペシャリスト資格認定試験（平成30（2018）年度〜令和4（2022）年度実施分）
分野別過去問題【解答】

---

1 フードスペシャリスト論

問題番号	解答	解　説
●令和4年度（第24回）		
問題1	（3）	（1）健康的な食生活の普及・啓発はフードスペシャリストの果たすべき役割である／（2）企業の責務である法令遵守のためには，法令や表示制度を熟知している必要がある／（4）食品産業従事者として高い倫理意識を持つ必要がある／（5）むだのない食料供給や消費の推進者となるべく努めなくてはならない
問題2	（4）	1万2千年前に長江流域で陸稲栽培が起こり，その後6千年前に水稲栽培が始まった
問題3	（3）	（1）手食は現在でも多くの国々で使われている／（2）中国や韓国では日常的に箸と匙が併用されている／（4）健康や動物愛護，環境保護の理由からの場合も称される／（5）懐石料理ではなく精進料理である
問題4	（5）	（1）中食である／（2）中食である／（3）外食である／（4）外食ではない
問題5	（4）	スーパーマーケットは1980年代に台頭した
問題6	（1）	（2）特定保健用食品と条件付き特定保健用食品の2種類／（3）認可されている関与成分の規格基準に適合していれば消費者庁の個別審査を受ける必要はない／（4）葉酸と胎児の神経管閉鎖障害も表示が許可されている／（5）表示すべき事項である
●令和3年度（第23回）		
問題1	（2）	栄養教諭の資格を持つ者の業務である
問題2	（4）	牧畜は，定住化や農耕の開始とほぼ同時に起こった
問題3	（3）	b．欧州でのナイフ・フォーク食が一般に広がったのは，18世紀以降とされる／c．キリスト教では食のタブーは少ないが，一部の宗派では肉食やアルコール類，コーヒーを禁じている
問題4	（2）	（1）白味噌仕立てではなく，澄まし仕立てである／（3）東北地方では白餅が用いられる。餡餅が用いられるのは香川県高松地域／（4）澄まし仕立てではなく，白味噌仕立てである／（5）角餅ではなく，丸餅についての記述である
問題5	（3）	（1）厚生労働省ではなく，農林水産省である／（2）小麦の自給率は低い／（4）輸入食品を消費地でつくったらどのくらいの水が必要かという環境問題の指標である／（5）リデュースは抑制のこと。再利用はリユース（Reuse）である
問題6	（3）	容器包装に入れられた生鮮食品も対象となる
●令和2年度（第22回）		
問題1	（5）	生活習慣病の治癒のための栄養指導は管理栄養士の業務である
問題2	（5）	a．人類の歴史の99.8%は狩猟採集の時代である／b．狩猟採集時代は多品種の食物を食べており栄養素欠乏症はほとんど存在せず，また人口密度が低かったため感染症の蔓延もほ

問題番号	解答	解　説
		とんどなかったとされる
問題3	（1）	（2）現代の各国の食材や料理は，各地に広がった農耕文化を基礎としている／（3）イスラム教では不浄なものとして豚を食べることが禁じられている／（4）食具の導入は食材や料理の形状などにも起因するが，食の精神文化や宗教的な規範とも関連が深い／（5）手食の基本は右手のみを使うことである
問題4	（5）	（1）大阪の伝統野菜には毛馬胡瓜や守口大根などがある。賀茂なす，聖護院だいこんは京の伝統野菜／（3）愛知県碧南は白醤油の発祥地，淡口醤油は兵庫県の龍野が発祥／（4）関西ではうなぎは腹から開き，関東では背開きにする
問題5	（2）	（1）平成30年度では東京と大阪が1%でもっとも低く，沖縄は28%／（3）2017年度ではドイツは95%，フランスは130%／（4）40%を下回っている／（5）令和元年度では小麦17%，米98%
問題6	（3）	b．葉酸が胎児の神経管閉鎖障害の発症リスクを低減するとして認められている／c．食品衛生法，JAS法，健康増進法の規定を統合
●令和元年度（第21回）		
問題1	（1）	立ち入り検査ができるのは食品衛生監視員である
問題2	（4）	a．狩猟採集は，人類史の約99%を占める／c．火の使用は約150万〜100万年前とされる。農耕が始まったのは約1万年前
問題3	（4）	（1）中国から伝わった／（2）ヨーロッパ（ポルトガル）から長崎に伝わった／（3）懐石料理へ発展した／（5）白みそ仕立てで丸餅である
問題4	（3）	子食とは，親や大人が同席せずに子どもだけで食事をすること
問題5	（3）	（1）消費量が飽和した状態を市場の成熟化という／（2）製造業全体の約10%を占め1割産業といわれる／（4）生鮮品は需給量が変動するため，卸売市場での価格は取引ごとに変わる／（5）過疎地域のみならず都市部においても問題となっている
問題6	（1）	JAS規格制度だけ。品質表示基準制度は食品表示法に移管された
●平成30年度（第20回）		
問題1	（5）	学校における食指導は栄養教諭等の業務
問題2	（1）	三大食法のうち，日常的な手食は40%といわれる
問題3	（5）	（1）飛鳥時代ではなく，鎌倉時代である／（2）蘇は，飛鳥時代に渡来した／（3）精白米の利用が進んだのは江戸時代である／（4）水稲栽培が行われた縄文から弥生時代と考えられている
問題4	（3）	b．平成22年以降は横ばいで推移している／c．飯屋は江戸時代であり，室町時代にできたのは茶屋である
問題5	（1）	地産地消の説明である
問題6	（3）	表示義務がある

---

2 食品の官能評価・鑑別論

問題番号	解答	解　説
●令和4年度（第24回）		
問題7	（3）	（1）液体では唾液による緩衝作用の影響を受けないためにも舌全体を覆う量が必要／（2）個室法が，室内をブースと呼ぶ小部屋に仕切る方法である／（4）40ホーン以下が望ましい／（5）個室法が，パネリストが他人の影響を受けないで判断を下す方法である
問題8	（1）	c．2種類の試料の特性の差を，AAB，ABBのように3個を1組にして提示し，異なる1個を見出す方法である／d．データ解析により，試料間の差を絶対的に評価できる
問題9	（5）	ゾルは液体のように流動性のある状態を示す
問題10	（5）	冷凍も貯蔵に適するが，コストがかかる
問題11	（4）	アルカリによりゲル化する
問題12	（4）	いんげんまめ，そらまめ等を用いる
問題13	（5）	a．塩干し品である／c．さけの卵を塩蔵したもの
問題14	（3）	（1）重くなる → 軽くなる／（2）下がる → 上昇する／（4）高く → 低く／（5）義務づけられていない → 義務づけられている
問題15	（2）	淡口しょうゆは，濃口しょうゆよりも塩分濃度は高い

問題番号	解答	解　説
●令和3年度（第23回）		
問題7	（4）	（1）一度に多くの試料を提供すると，感覚器の疲労が生じてしまう／（2）評価者の先入観の影響を避けるため，試料に関する不必要な情報は評価用紙に記載しない／（3）液体試料は，唾液の緩衝作用を受けないように舌全面を覆う量を口に入れる／（5）塩味のないクラッカーなどを用いることもある
問題8	（4）	判定することができる
問題9	（3）	マヨネーズは分散媒が水，分散相が油の水中油滴型エマルションである
問題10	（3）	道明寺粉は，もち米をもちいて製粉したものである
問題11	（2）	冷たい豆乳に凝固剤を加えたものをプラスチック容器に充填後，90℃以上に加熱したものである
問題12	（3）	クライマクテリック型果実である
問題13	（1）	骨を除いたもも肉を用いる
問題14	（3）	（1）使える → 使えない／（2）HTST処理 → UHT処理／（4）保存性がよい → 保存性が悪い／（5）保存性がよい → 保存性が悪い

問題番号	解答	解説
問題15	(2)	b．豚／d．ファストスプレッドではなく，ショートニングの製造方法である

●令和2年度（第22回）

問題番号	解答	解説
問題7	(2)	液体試料は，唾液による緩衝作用の影響を受けないために，舌全体を覆う量を口に含むことが大切である
問題8	(3)	(1) 湿度は50～60%／(2) クローズドパネル法（個室法）という／(5) 音には配慮が必要ではあるが，換気扇を使ってもよい／(5) 室温は20～23℃
問題9	(4)	ホワイトソースやマヨネーズ，トマトケチャップが該当する
問題10	(2)	多い → 少ない
問題11	(2)	b．豆乳は，日本農林規格では，豆乳・調整豆乳・豆乳飲料の3種に分類されている／c．あずきには，粒が大きい大納言あずきと，中～小粒の普通あずきがある
問題12	(5)	脂質含量が高い果実である
問題13	(5)	a．オーストラリア，ブラジルからの輸入である／d．在来種由来の血を50%以上受け継いだ鶏である
問題14	(5)	濃厚卵白の高さと卵重から計算する
問題15	(1)	紅茶は発酵茶である

●令和元年度（第21回）

問題番号	解答	解説
問題7	(5)	鋭敏な感度が必要なのは分析型パネルであり，嗜好型パネルは感度の鋭敏さよりはむしろ，評価対象の食品を購入する消費者の嗜好を正しく代表するように人選することが大切
問題8	(2)	b．初心者むけの試験である／d．絶対的な評価の方法である
問題9	(2)	(1) ゲル：ゼリー，水ようかん，カスタードプディングなど／(3) サスペンション：味噌汁，ジュースなど／(4) 熱可逆ゲル：寒天，ゼラチン，カラギーナンなど／(5) ゾル：ポタージュ，ソース，デンプンペーストなど

問題番号	解答	解説
問題10	(4)	揮発性塩基窒素量は増加する
問題11	(3)	ペポ・カボチャの一種
問題12	(4)	a．高い／d．ラムという
問題13	(4)	(1) 成分に差は認められない／(2) 卵黄の高さと卵黄の直径から算出する／(3) pHが上昇する／(5) 冷蔵保存が適している
問題14	(2)	b．脱脂乳を濃縮乾燥したもの／d．乳脂肪分8%以上，無脂乳固形分15%以上である
問題15	(1)	(2) 淡口醤油は，濃口醤油よりも塩分濃度は高い／(3) 米酢は，アルコール発酵を行い，つぎに酢酸発酵して製造したものである／(4) バルサミコ酢は，ワインビネガーの一つである／(5) 赤味噌は，白味噌よりも製造の際の熟成期間は長い

●平成30年度（第20回）

問題番号	解答	解説
問題7	(5)	液体の試食量は，唾液による緩衝作用の影響を受けないために，舌全面を覆うだけの量が必要
問題8	(4)	試料の品質基準を自分自身の基準に従って採点する方法
問題9	(2)	ずり応力とは，横方向に動かそうとする力の大きさで単位面積あたりの力（N/m²）で示す
問題10	(1)	(2) 二酸化炭素濃度を空気中より高くし，酸素濃度を空気中より低くして行う／(3) 食品を−3℃前後で保存する方法である／(4) 好気性微生物の増殖を防止できる／(5) 脂質の酸化を防止する
問題11	(2)	イヌリン → 糖たんぱく質
問題12	(4)	脂質はリノール酸等の不飽和脂肪酸に富んでいる
問題13	(1)	(2) 辛味がすくない／(3) 秋まきは東洋種，春まきは西洋種／(4) よくない／(5) ホワイトアスパラガスは，グリーンアスパラガスよりも栄養価が低い
問題14	(3)	b．5が一番高い／c．牛肉を高温で処理し，フレーク状にしたもの
問題15	(2)	穀類などを原料とする蒸留酒

3　食品の安全性に関する科目

問題番号	解答	解説
●令和4年度（第24回）		
問題16	(2)	マグロ，サバ，サンマ，イワシなどの赤身の魚
問題17	(3)	(1) 台所用合成洗剤は中性洗剤といわれている／(2) 衣料用合成洗剤にはアルカリ性洗浄剤が配合されている／(4) アニオン（陰イオン）系界面活性剤は，長鎖アルキル基でできている／(5) カチオン（陽イオン）系界面活性剤は，逆性石けんと呼ばれている
問題18	(1)	(1) 腸管出血性大腸菌／(2) メチル水銀／(4) シガテラ毒／(5) カドミウム
問題19	(5)	(1)～(4)はリスク管理
問題20	(2)	(1) サルモネラ属に分類されている／(3) 三類感染症に指定されている／(4) 酸素が3～15%の微好気性環境下で発育する／(5) 耐熱性で，通常の加熱調理で失活しない
問題21	(4)	(1) 厚生労働大臣が指定する／(2) 物質名で表示するのが基本である／(3) 物質名と用途名を併記して表示する／(5) 表示が免除される
問題22	(2)	(1) ノロウイルスによる食中毒の潜伏期間は，平均1～2日である／(3) ノロウイルスは，ヒトとヒトとの間で感染する／(4) ロタウイルスは，ヒトの糞便で汚染された飲料水から感染することがある／(5) ロタウイルスによる食中毒の潜伏期間は，1～3日間である
問題23	(4)	1955年，西日本一帯で起こった「ヒ素ミルク事件」は，製造過程で使用された添加物に不純物として混入したヒ素による大規模な食中毒である
●令和3年度（第23回）		
問題16	(2)	(1) たんぱく質の分解は腐敗である／(3) 食用不適な状態は変敗である／(4) 食品衛生法には，発酵や腐敗・変敗の明確な定義はない／(5) 味噌・醤油・酒などは，発酵を利用した食品である
問題17	(2)	(1) かびの二次代謝産物で，ヒトや家畜の健康を損なう有毒物質をかび毒（マイコトキシン）という／(3) ピーナッツ・ナッツ・コーン・そば粉などに付着するかびが生成するマイコトキシンである／(4) ソテツに含まれている／(5) 加熱調理で発生する
問題18	(4)	(1) 鶏肉／(2) にぎり飯／(3) 鶏肉／(5) 海産魚介類
問題19	(2)	(1) サバ，ニシン，スルメイカなど／(3) ヒラメ／(4) ドジョウ，ライギョ／(5) 野菜
問題20	(4)	(1) クサウラベニタケ／(2) 青梅／(3) フグ／(5) ホタテガイ
問題21	(3)	(1) 分別して保存する／(2) 急速解凍が良い／(4) 増殖が抑制される／(5) 増殖は抑制されない

問題番号	解答	解説
問題22	(5)	(1) 最終食品に残留しなくても，使用すれば食品添加物とみなされる／(2) 食品に漂白剤を使うことは，使用基準があるが，禁止されていない／(3) 栄養強化を目的とする食品添加物がある／(4) 国内では収穫後の農産物に農薬を使用することは禁止されているが，輸入農産物に使用されるポストハーベスト農薬の一部は食品添加物として指定され，ポストハーベスト農薬を使用した農産物の輸入や国内での流通は可能である
問題23	(4)	(1) 食品衛生法で規定される／(2) プラマークは義務であるが，材質略号はPETのほかは任意表示である／(3) PETは添加物を使わずに成型できる／(5) ポリエチレンなどは，熱で軟化させて成型する熱可塑性プラスチックである
●令和2年度（第22回）		
問題16	(1)	(2) 件数で最も多いのはカンピロバクターである／(3) 複合調理食品による食中毒は多い／(4) 平成25～29年は1～14人／(5) 事件数の最も多い施設は飲食店
問題17	(3)または(5)	(3) エタノールは，ウイルスに有効である／(5) 一部のウイルスの消毒に有効である
問題18	(5)	偏性嫌気性で，酸素がない環境下でのみ増殖する
問題19	(4)	(1) カドミウムで汚染された飲料水や米などの農作物である／(2) 腎障害を起こす／(3) メチル水銀である／(5) ハンター・ラッセル症候群と呼ばれる
問題20	(2)	(1) 一般に5℃以下では増殖できない／(3) 自由水である／(4) pH4以下では一般に増殖しない／(5) 無機物だけで増殖でき，有機物を必要としない
問題21	(1)	(2) 値が大きいほど鮮度が悪い／(3) 油脂1kgに含まれる過酸化物の量を表す／(4) たんぱく質系食品の腐敗・変敗の程度を測定できる／(5) アンモニアはたんぱく質系食品の腐敗生成物である
問題22	(2)	(1) 発色剤として使用される／(3) 油脂の酸化防止のために使用される／(4) 甘味料として使用される／(5) 保存料として使用される
問題23	(1)	(2) 野菜などに虫卵が付着して摂取される／(3) サバ，ニシンなどである／(4) フナ，コイなどである／(5) 野菜などに付着して摂取される
●令和元年度（第21回）		
問題16	(3)	(1) 感染型の細菌性食中毒／(2) 寄生虫による食中毒／(4) 植物性自然毒食中毒（チョウセンアサガオ）／(5) 動物性自然毒食中毒（麻痺性貝毒）
問題17	(4)	(1) 潜伏期間は，1～6時間である／(2) 主な症状は，吐き気，おう吐，腹痛である／(3) 食品中でエンテロトキシンを産

問題番号	解答	解　説
		生する／(5) 主な原因食品は，にぎり飯などの穀類およびその加工品と弁当類などの複合調理食品である
問題18	(1)	c．麻痺性貝毒の有毒成分は，サキシトキシンである／d．中腸線に含まれる
問題19	(2)	(1) 食肉・食肉加工品；食肉の理想的な保存温度は0～2℃／(3) 最近の干物製品は，水分活性が高いため低温管理が必要／(4) カットキャベツの方が新鮮なキャベツよりもエチレンの生成が多い／(5) 惣菜類は腐敗・変敗しやすく消費期限は短い
問題20	(5)	天然の添加物も規制の対象である
問題21	(2)	(1) 2009年以降は輸入食品の届出件数が増加している／(3) 2016年では輸入届出件数の8.4%が行政検査などの検査を受けている／(4) 輸入届出件数に対する食品衛生法違反件数の割合は低下している／(5) 最も多い（2016年は61.4%）
問題22	(1)	c．重要管理点の管理で安全を確保する／d．ISO22000の説明である
問題23	(2)	a．米穀等の取引等に係る情報の記録及び産地情報の伝達に関する法律／c．牛の個体識別のための情報の管理及び伝達に関する特別措置法

問題番号	解答	解　説
●平成30年度（第20回）		
問題16	(4)	(1)(2)(5) 毒素を産生しない
問題17	(4)	カンピロバクターの症状である
問題18	(3)	(1)(2)(4)(5) 物質名と用途名を併記する
問題19	(5)	(1) 2007年以降，寄生虫が原因の食中毒で死者はいない／(2) 飲食店が最も多い／(3) キノコによるものが多く，秋に多発する／(4) 発生がない年もある
問題20	(2)	(1) 無効／(3) 無効／(4) 有効／(5) 有効
問題21	(4)	(1) ウシ／(2) サワガニ，モズクガニなど／(3) サバ，スルメイカなど／(5) ブタ，ヒツジなど
問題22	(1)	(2) −16～−20℃で4時間以上の凍結で死滅する／(3) −20℃で48時間以上の凍結で死滅する／(4) 死滅しない／(5) 死滅する
問題23	(2)	(1) ふぐ以外にヒョウモンダコなどが保有する／(3) ドクツルタケなどによる死亡例がある／(4) リナマリンが含まれる／(5) イシナギやサワラの肝臓に多量に含まれ，過剰摂取による食中毒事例がある

4　栄養と健康に関する科目

問題番号	解答	解　説
●令和4年度（第24回）		
問題24	(5)	(1) スクロースは，グルコースとフルクトースが結合した二糖類である／(2) グルコースは，解糖経路では嫌気的に分解される／(3) パルミチン酸は，炭素数16の飽和脂肪酸である／(4) ナトリウムイオンは，カリウムイオンとは反対に細胞外液に多く存在する
問題25	(2)	(1) 筋肉は，エネルギー源として優先的に血糖や筋グリコーゲンなどを利用する／(3) 高齢期の細胞内水分量は，成人期に比べて減少している／(4) 半減期14～21日の血清アルブミンは，低栄養状態の指標である／(5) カウプ指数は乳幼児期の，ローレル指数は学童期の体格指数として用いられる
問題26	(4)	健康は，ホメオスタシスが維持されている状態とみなすことができる
問題27	(5)	(1) アラキドン酸は，体内で合成されるが必要量を十分に満たせないため，食事から摂取する必要のある必須脂肪酸である／(2) リノール酸はn-6系の多価不飽和脂肪酸（二重結合が2つ）である／(3) 脂肪酸は，β酸化という代謝経路を経てアセチルCoAになる／(4) 中性脂肪は，3個の脂肪酸が1個のグリセロールに結合したものである
問題28	(1)	(2) 主食は，5-7SVで一段目に示されている／(3) 副菜は，5-6SVで二段目に示されている／(4) 果物は，2SVで四段目右に示されている／(5) 牛乳・乳製品は，2SVで四段目左に示されている
問題29	(5)	(1) 抗原の多くは，病原菌などのように体外から侵入してきた非自己であり，B細胞が産生するのは抗体である／(2) 抗体は，免疫グロブリンといい，グロブリンに分類されるたんぱく質が主成分である／(3) 生まれた時から備わっている免疫は，自然免疫が主体である／(4) 免疫機能は，栄養状態に大きく左右される
問題30	(2)	(1) 高値を示すと血栓ができやすく，動脈硬化性疾患を招く／(3) 動脈硬化性疾患の評価指標である／(4) 低栄養状態の指標である／(5) 動脈硬化性疾患の評価指標である
●令和3年度（第23回）		
問題24	(5)	(1) 老年期の加齢により骨量は減少する／(2) 女性は，閉経後にエストロゲン分泌量が減少することに伴い，急激に骨量が減少する／(3) 体重の重い人は，骨密度が高く骨粗鬆症のリスクは低い／(4) 運動している人は，していない人と比べて骨密度が高く骨粗鬆症のリスクは低い
問題25	(2)	(1) 乳糖不耐症は，ラクターゼの欠損により生じる／(3) クワシオルコルは，たんぱく質過剰症ではなく，たんぱく質欠乏症である／(4) カリウムではなく，カルシウムの吸収を促進する／(5) 尿中に排泄される
問題26	(5)	(1) 調査は，毎年行われている／(3) 生活習慣病に関するものが存在する／(4) 男性の方の割合が高い／(5) 約10g/日である
問題27	(3)	適正体重の維持を指針にしている。エネルギーの摂取過剰による肥満は，指針とは異なる
問題28	(2)	(1) 抗体量を増やす／(3) 主にウイルス量を測定する／(4) 主に飛沫感染による／(5) 抗体産生を通して獲得免疫を強化する
問題29	(1)	(2) BMI（Body mass index）は，成人に用いる体格指数である／(3) カウプ指数は，乳幼児に用いる体格指数である／(4) ローレル指数は，学童期に用いる体格指数である／(5) BMIでは，25以上を肥満と判定する
問題30	(2)	(1) エネルギー摂取量が減少した場合，免疫力も低下する

問題番号	解答	解　説
		(3) 甘味に比べて塩味に対する識別能力が低下する／(4) 短期間の栄養状態の指標には，急速代謝回転たんぱく質が用いられる／(5) ウエスト周囲径は，メタボリックシンドロームの指標として用いられる
●令和2年度（第22回）		
問題24	(3)	(1)・(2) たんぱく質の評価法には，主に，そのたんぱく質を構成する必須アミノ酸組成による化学的評価法と，窒素出納法を基本とする生物学的な評価法に大別される。どちらかだけが用いられるというものではなく，それぞれの評価法に意味があるので，使い分ける必要がある／(4) BVは，消化吸収率を考慮していない指標である／(5) NPUは，消化吸収率を考慮しているので，NPU＝BV×消化吸収率の関係式が成り立つ
問題25	(3)	(1) 日本人の食事摂取基準におけるPFC比率は，P13～20%，F20～25%，C50～65%が適切とされている／(2) 品目数での設定はない／(4) 料理の組合せのバランスは，ボリューム感があり，調理法，味付けなどでおいしそうと感じる料理を考える／(5) 毎食事のバランスは，1日3食を基本として，朝食多め，夕食少なめを心がける
問題26	(2)	(1) ラクトースは，グルコースとガラクトースが結合した二糖類である／(3) オレイン酸は，炭素数18の一価不飽和脂肪酸である／(4) マグネシウムは，カリウムとともにイオンとして細胞内液に多く存在する／(5) 抗酸化作用を有するビタミンCは，酸化されやすい
問題27	(5)	(1)「健康」と「健康でない（病気，死にいたる）」状態は，はっきり二分できないもので，中間的な健康状態にある人が多い／(2) 平均寿命は，0歳児の平均余命である／(3)「健康日本21」のなかでは，健康に関する社会環境の改善も提案されている／(4) 食事時間は，生体リズムに大きく影響を与える
問題28	(5)	(1) 細胞膜は，リン脂質の2重層膜である／(2) リソソームは，加水分解酵素による細胞内外物質の分解の場である／(3) クエン酸回路（TCA回路）の反応の場はミトコンドリアである／(4) リボゾームは，たんぱく質合成の場である
問題29	(1)	(2) 皮下脂肪厚の推奨測定部位は，上腕三頭筋部皮下脂肪厚と肩甲骨下端部皮下脂肪厚である／(3) 皮下脂肪型肥満は，洋ナシ型肥満ともいう／(4) 内臓脂肪型肥満は，リンゴ型肥満ともいう／(5) 内臓脂肪が増加して発症する病態を，メタボリックシンドロームという
問題30	(1)	(2) 幼児の発育状態の評価には，身長体重曲線とカウプ指数を用いる／(3) 女子では9～12歳／(4) 閉経後に急激に減少する／(5) 閾値は上昇する
●令和元年度（第21回）		
問題24	(5)	(1) セルロースはβ-1,4グリコシド結合で構築されているため，アミラーゼで消化されない／(2) 糖質以外の物質からグルコースが作られることを，糖新生という／(3) 8～10である／(4) ナトリウムイオンは，細胞外液に多く存在している
問題25	(5)	(1) 脂質の消化酵素／(2) 糖質の消化酵素。マルトースを加水分解してグルコース2分子を生成する／(3) 糖質の消化酵素。デンプンを加水分解する／(4) 糖質の消化酵素。ショ糖（スクロース）を加水分解して，グルコースとフルクトースを生成する
問題26	(4)	(1) 獲得免疫は抗原抗体反応を含み，抗原特異性がある／(2) リゾチームによる溶菌作用は自然免疫の一種である／

問題番号	解答	解説
		(3) 獲得免疫にはB細胞から生産される抗体が関与している／(5) 低栄養状態では，細胞分裂やたんぱく質合成能が低下することなどにより免疫機能が低下する
問題27	(4)	指針は，「ごはんなどの穀物をしっかりと。」
問題28	(1)	(2) 形は「コマ」をイメージしている／(3) 主食，副菜，主菜，牛乳・乳製品，果物の5つの料理区分に分類している／(4) 食事1回あたりの量であるSV（つ）で示されている／(5) 各料理区分の数値は，1日分として示されている
問題29	(1)	(2) 中性脂肪は動脈硬化症疾患の評価指標である／(3) LDLコレステロールは動脈硬化性疾患の評価指標である／(4) 空腹時血糖値は糖尿病の診断に用いられる／(5) γ-GTPは，肝疾患等の指標である
問題30	(5)	(1) 9ヶ月から3歳まで／(2) 離乳の開始／(3) 身長体重曲線とカウプ指数／(4) 2～3歳

●平成30年度 (第20回)

問題番号	解答	解説
問題24	(5)	(1) 食事により体内に取り込んだ栄養素や体成分を分解することを異化という。同化とは，体成分の合成を指す／(2) 水分は，人体構成成分の50～60%を占める／(3) 人体の水分の割合は，加齢とともに低くなる／(4) 男性の水分構成は，女性に比べて高い
問題25	(3)	(1) 中性脂肪は，脂肪酸とグリセロールがエステル結合した

問題番号	解答	解説
		ものである／(2) グルコースが直鎖状に結合したものは，アミロースである／(4) 活性型ビタミンDは，肝臓と腎臓で水酸化を受けたものである／(5) β-カロテンは，ビタミンAが2分子結合したものである
問題26	(3)	(1) たんぱく質は，多くのアミノ酸がペプチド結合した高分子化合物である／(2) グルタミン酸は，酸性アミノ酸の一つである／(4) 栄養価の高いたんぱく質とは，体構成たんぱく質となる割合が高いものを指す／(5) 摂取したたんぱく質由来のアミノ酸と古い体たんぱく質が分解されて生じるアミノ酸は，アミノ酸プールに加わる
問題27	(4)	(1) ヘモグロビンA1cは，糖尿病の指標である／(2) クレアチニンは，低栄養状態および筋肉量の指標である／(3) 総コレステロールは，動脈硬化等の指標である／(5) γ-GTPは，肝疾患等の指標である
問題28	(2)	最も高いのは「炭水化物」であり，その比率は約「60」%である
問題29	(5)	経口免疫寛容は，食物アレルギーを抑制するシステムである
問題30	(1)	(2) 女性は男性より筋肉量が少ないので，基礎代謝量は男性より女性のほうが低い／(3) ウエスト周囲長（径）は，内臓脂肪の指標として用いられる／(4) 満腹中枢が働くと，食欲が抑えられる／(5) 摂食抑制とエネルギー消費の亢進に関与する

5　食物学に関する科目

●令和4年度 (第24回)

問題番号	解答	解説
問題31	(5)	(1) 収載食品数が2015年版より287食品増加し，2,478食品となった／(2) 食品のエネルギー値は，原則としてFAO/INFOODSの推奨方法に準じた／(3) 液体であっても，すべて可食部100g当たりの成分を収載している／(4) でんぷんの単糖当量は，成分値に1.10を乗じて換算する
問題32	(5)	(1) アリチアミンは，ビタミンB_1とニンニクのにおい物質アリシンが結合したものである／(2) 牛乳の日なた臭の原因は，ビタミンB_2の光増感作用による変香である／(3) 葉酸が多く摂取できる食品には，疾病リスク低減表示ができる特定保健用食品（トクホ）となるものがある／(4) ビタミンB_{12}は，微生物によって生成されるため，海藻を除き植物性食品には含まれない
問題33	(1)	(3) 卵殻部約10%，卵白部約60%，卵黄部約30%である／(3) 卵黄固形分の約32%がたんぱく質で，約65%が脂質である／(4) 完全凝固温度は卵黄で75℃，卵白では80℃／(5) 濃厚卵白の高さと卵重から算出するハウユニットは，鮮度低下とともに濃厚卵白の高さが低下するため，貯蔵すると低下する
問題34	(2)	(1) 立体構造がほぐれ酵素作用を受けやすくなる／(3) アミロースのほうが水分子を保持しにくいので，老化しやすい／(4) 不飽和脂肪酸は分子中に二重結合を有し，ラジカル反応を起こしやすいので，酸化しやすい／(5) アミノカルボニル反応は，非酵素的褐変と呼ばれ，酵素は関与しない
問題35	(2)	豆乳を80℃以上に加熱することが必要である
問題36	(1)	(2) 等電点はpH4.6である／(3) 品種，飼料，季節により変動する／(4) 牛乳の炭水化物（ラクトース）の含量は約4.8%で，人乳（約6.4%）に比べて低い／(5) パルミチン酸，オレイン酸，ステアリン酸が主な構成脂肪酸である。酪酸は，乳脂肪のフレーバーに影響している
問題37	(4)	(1) 初がつおより秋に南下する戻りがつおの方が脂質含量は高い／(2) エキス成分は，遊離アミノ酸，オリゴペプチド，核酸関連化合物，有機酸，糖などで，たんぱく質，脂質，色素などの成分は除かれたものである／(3) 魚肉の脂質は，n-3系のEPA（IPA）やDHAなどの多価不飽和脂肪酸を含む／(5) 海産魚の生臭さは，トリメチルアミンやアンモニアによる。淡水魚の生臭さは，ピペリジン系化合物による
問題38	(5)	(1) ウーロン茶は，半発酵茶である／(2) 日本緑茶はほとんどが，生葉を蒸気で蒸して酵素を不活性化させた蒸し製である／(3) 紅茶の水色は，発酵過程で生じるテアフラビンやテアルビジンによる／(4) コーヒー豆の焙煎は，一般に8段階に分けられ，イタリアンローストが最も焙煎時間が長く色は黒に近づく
問題39	(2)	カナダで品種改良されたナタネのキャノーラ品種から採油されたキャノーラ油のエルカ酸は1%未満。エルカ酸には心疾患を引き起こすリスクがある

●令和3年度 (第23回)

問題番号	解答	解説
問題31	(3)	(1) トレハロースは，きのこ類などに含まれる2分子のグルコースからなる二糖類である／(2) スタキオースは，大豆に含まれる四糖類のオリゴ糖である／(4) キチンは，窒素を含む水に不溶性の食物繊維である／(5) ソルビトールは，グルコースを還元した糖アルコールである

問題番号	解答	解説
問題32	(1)	ブロメラインである
問題33	(1)	すべての食品で，可食部100g当たりの数値が示されている。備考には利便性を図るため，100gに対するmL数，100mLに対するg数が示されている
問題34	(5)	(1) 長鎖脂肪酸＞中鎖脂肪酸＞短鎖脂肪酸 → 短鎖脂肪酸＞中鎖脂肪酸＞長鎖脂肪酸／(2) 酸化されやすい → 酸化されにくい／(3) n-6系脂肪酸 → n-3系脂肪酸／(4) トランス型 → シス型
問題35	(3)	(1) 酢酸菌 → 乳酸菌／(2) 麹菌 → 納豆菌／(4) プロテアーゼ → アミラーゼ／(5) 清酒は並行複発酵酒であり，単行複発酵酒の代表が，ビールである
問題36	(2)	(1) 特別用途食品 → 機能性表示食品／(3) n-3系脂肪酸も追加された／(4) 食品衛生法 → 健康増進法／(5) 許可マークはない
問題37	(1)	前処理は行われるが，殺菌はされない。微生物の増殖は停止し，一部の細菌は死滅するが，多くの微生物は死滅せず，解凍後増殖する。
問題38	(3)	(1) 白い粉の主成分はマンニット（マンニトール）である／(2) 褐藻類の主な粘質多糖である／(4) アオサは，緑藻類である／(5) アサクサノリは，紅藻類である
問題39	(4)	(1) 呼吸量は，きのこ，カット野菜などが最大である／(2) エチレンは，青果物の老化を促進させる成分である／(3) 夏野菜は，低温障害を示すので10℃前後で貯蔵する／CA貯蔵は，貯蔵倉庫ごと人工的に低酸素・高二酸化炭素状態にし，低温に保つ貯蔵法である

●令和2年度 (第22回)

問題番号	解答	解説
問題31	(5)	レンネット（哺乳動物の胃でつくられる酵素の混合物）中のプロテアーゼ
問題32	(1)	水分，たんぱく質，脂質，炭水化物および灰分のことである
問題33	(5)	非還元糖 → 還元糖
問題34	(4)	W/O型エマルション → O/W型エマルション
問題35	(1)	(2) 遠心分離などの分蜜工程により砂糖の結晶から糖蜜を除いたものを分蜜糖と呼ぶ／(3) ざらめ（双目）糖はくるま（車）糖より結晶粒径が大きい／(4) 異性化糖はブドウ糖と果糖の混合液糖である／(5) 着色防止ではなく固結防止である
問題36	(1)	黒毛和種が主流
問題37	(4)	(1) アルコール分1%以上の飲料が酒類である／(2) 赤ワインは，果肉と果皮を含んだまま発酵，熟成したもの／(3) 単発酵ではなく複発酵である／(5) 清酒は醸造酒である
問題38	(5)	(1) ゲルではなくゾルである／(3) 冷蔵によりでんぷんの老化が促進される／(3) 軟化過程でペクチンが分解される／(4) 脂質の自動酸化は，酸素分子の関与下で起きる
問題39	(2)	うま味や食感の向上にもつながる

●令和元年度 (第21回)

問題番号	解答	解説
問題31	(5)	(1) ペクチン → アミロペクチン／(2) 急速冷凍は老化防止に有効である／(3) 水分量が少なければ，でん粉の糊化温度は高くなる／(4) でん粉の糊化温度，アミロース含量などは，作物によって異なる
問題32	(5)	低い → 高い

問題番号	解答	解　説
問題33	(2)	(1) 一次機能 → 二次機能／(3) 機能性表示食品は，疾病の予防や治癒などの表示が許可されていない／(4) 許可マークがある → 許可マークはない／(5) 特別用途食品のうち，特定保健用食品以外は保健機能食品ではない
問題34	(5)	生物的作用 → 物理的作用
問題35	(5)	さつまいも → じゃがいも
問題36	(3)	亜硫酸ナトリウム → 亜硝酸ナトリウム
問題37	(5)	フィチン酸 → シュウ酸
問題38	(4)	(1) クエン酸 → 酢酸／(2) メラニン → メラノイジン／(3) 小麦 → 大麦／(5) アルコール度約14%なので酒類として取り扱われる
問題39	(2)	(1) 保蔵性が高い → 保蔵性が低い／(3) 酸素の組成率を大気よりも下げ，二酸化炭素の組成率を大気よりも上げて貯蔵性を向上させる技術である／(4) 氷結晶ができにくい → 氷結晶ができやすい／(5) チルド食品 → レトルト食品

●平成30年度（第20回）

問題番号	解答	解　説
問題31	(1)	(2) 水分活性が0.3以下になると，脂質は酸素や光によって酸化されやすくなる／(3) 生育に必要な水分活性は，細菌＞酵母＞カビの順に低下する／(4) 等重量添加した場合，水分活性は食塩がしょ糖よりも低下する／(5) 乾燥により自由水が

問題番号	解答	解　説
		減少し水分活性が低下する
問題32	(4)	きくらげには，ビタミンD₂（エルゴカルシフェロール）が含まれる
問題33	(5)	マンノース → フルクトース
問題34	(4)	(1) もち米はアミロースを含まない／(2) もち米を用いて製造される／(3) グルテン含量の高い順に，強力粉＞中力粉＞薄力粉／(5) ビール製造には主として大麦の二条種を利用する
問題35	(1)	(2) アメリカ産大豆は，日本産や中国産に比べて高脂肪である／(3) 小豆は，たんぱく質20%程度，炭水化物60%程度を含む／(4) アルブミンは，卵，牛乳に多く含まれる／(5) 普通はるさめは，じゃがいもでんぷんをめん状にしたもの
問題36	(1)	魚類のたんぱく質は筋原線維たんぱく質が多く，肉基質たんぱく質は少ない
問題37	(5)	a．水中油滴型（O/W）エマルション → 油中水滴型（W/O）エマルション／b．ナチュラルチーズ → プロセスチーズ
問題38	(3)	(1) 複発酵法 → 単発酵法／(2) 醸造酒 → 蒸留酒／(4) 糸引き納豆の製造は納豆菌，寺納豆の製造は麹菌／(5) 果実酢の製造に麹菌の働きは不要
問題39	(1)	c．栄養機能食品の表示対象となる栄養成分は，ミネラル6種類，ビタミン13種類およびn-3系脂肪酸／d．生鮮食品や農産物にも機能性表示食品の表示可能

6 調理学に関する科目

問題番号	解答	解　説

●令和4年度（第24回）

問題40	(2)	野菜を加熱調理すると，調味料は拡散により浸透する
問題41	(4)	いんげん豆は，5～6時間吸水させてから加熱する
問題42	(4)	(1) 熱伝導率は，アルミニウムの方が高い／(2) 電子レンジは，マイクロ波を食品に照射して発熱させる／(3) プロパンガスの方が，都市ガスよりも発熱量が大きい／(5) 強制対流式オーブンの調理時間は，自然対流式オーブンよりも短い
問題43	(5)	(1) 砂糖は，親水性があって生地中の水分を奪うため，グルテン形成は妨げられる／(2) 油脂は疎水性であるため，たんぱく質と水の接触を妨げ，グルテン形成を阻害する／(3) 食塩は，グリアジンの粘性を高めてグルテンの網目構造を緻密にして，グルテン形成を促進する／(4) グルテン形成の温度は，30～40℃が適している
問題44	(3)	食卓では，減塩しょうゆを使う
問題45	(1)	(2) ひき肉には，もも・すねなどの結合組織の多い肉を利用する／(3) マリネでは，pHが低下し，保水性が増すため肉質がやわらかくなる／(4) ウェルダンに焼いたステーキの中心部の色は，灰褐色である／(5) 肉を煮込む前に炒めることで，肉類表面のたんぱく質を熱変性させ，肉のエキス分が溶け出ないようにする
問題46	(2)	b．もち米の吸水率は，うるち米の吸水率より高い／d．吸水速度は，水温が低いほど遅い

●令和3年度（第23回）

問題40	(5)	(1) 薄い洗剤溶液を使用することもある／(2) 干しわかめの吸水率は12～14倍／(3) あさりは，海水程度の食塩水に浸漬して砂出しする／(4) ごぼうは，水や薄い酢水に浸漬してアク抜きする
問題41	(3)	肉の線維や野菜の繊維を直角に切るとやわらかい口当たりになり，平行に切るとかたい口当たりになる。
問題42	(3)	(1) 130～140℃の油で8～10分ゆっくり揚げる／(2) 油の比熱は，水の約50%である／(4) 中国料理の油通しは，130℃前後の油にさっと通す／(5) パン粉揚げの吸油率は10～20%，素揚げの吸油率は3～10%である
問題43	(4)	蒸しこわ飯の硬さは，ふり水で調整できる
問題44	(4)	(1) アルカリ性で黄色になる／(2) ベーキングパウダーなどの化学膨化剤で膨化する／(3) グルテン形成を抑えるために低温でつくる／(5) 水分量の多い流動性のある生地のことである
問題45	(5)	凍り豆腐は，50℃の湯で5分もどし，調味液で煮る
問題46	(4)	油脂の酸化を抑制する

●令和2年度（第22回）

問題40	(4)	(1) たけのこのえぐ除去のためには，ぬかを加える／(2) 根菜類は，食品材料がかぶる程度のゆで水にする／(3) 調味液の対流による／(5) 含め煮のほうが煮汁が多い
問題41	(3)	(1) 洗米，加水，浸漬，加熱の順である／(2) 米重量の1.5倍，米容量の1.2倍である／(4) 温度上昇期，沸騰期，蒸し煮期，蒸らし期の順である／(5) 米粒表面のぬかを洗い落とすためである
問題42	(3)	食卓での醤油は，減塩醤油や酢醤油などを使う
問題43	(2)	(1) たんぱく質の変性以下の高い温度では，表面張力が小さく，粘度が低いために，泡立ちやすい／(3) pHが卵白たんぱ

問題番号	解答	解　説
		く質の等電点（pH4.6～4.9）に近づくので，泡立ちやすくなる／(4) 砂糖を添加すると卵白の粘度が高くなり，泡立ちにくくなる／(5) 卵黄は油脂を1/3ほど含んでおり，油脂の消泡効果で泡立ちにくくなる
問題44	(3)	b．果汁の有機酸の酸性が高いほど，ゲルはやわらかくなる／c．パパイヤのたんぱく質分解酵素（パパイン）によりゼラチンは固まりにくい
問題45	(5)	食塩は，グリアジンの粘性を高めてグルテンの網目構造を密にする。
問題46	(1)	(2) アク成分を取り除く操作である／(3) 豆類の吸水速度は種類によって違う／(4) 50～60%の砂糖を加えたものである／(5) 煮豆をそのままつぶしたものはつぶしあん（つぶあん）である

●令和元年度（第21回）

問題40	(2)	可食部100g当りの数値である。
問題41	(5)	a．豆腐は解凍後にスポンジ状のキセロゲルになる／c．冷凍ぎょうざは，加熱調理する
問題42	(4)	(1) 室温の水でこねる／(2) うるち米より高い／(3) もち米重量の1.6～1.9倍である／(5) おいしいもちは，ペースト状の糊化したでんぷんともち米の粒組織構造が平均して混在している
問題43	(3)	魚臭を弱める
問題44	(5)	線維に直角に切ると，かみ切りやすくなる
問題45	(4)	固形油脂を撹拌したときにクリーム状になる性質（クリーミング性）を利用している
問題46	(3)	生野菜はかたいので，加熱してから刻む

●平成30年度（第20回）

問題40	(2)	食事バランスガイドは，年齢・性別・活動量の違いによる摂取量の目安を示している
問題41	(5)	(1) はかりで正確にはかれる最小の重量のことを，感量という／(2) 米1合は，180mLのカップ1杯を目安としている／(3) 水銀温度計の範囲である。アルコール温度計は－100～200℃付近で用いる／(4) 放射温度計は，直接触れずに食品の表面が測定できる
問題42	(4)	(1) 油の比熱は水の約50%である／(2) パン粉揚げの吸油率は，10～20%，素揚げは，3～10%／(3) 芋類の揚げ物は，比較的低温で時間をかけて揚げる／(5) 中国料理の油通しは，130℃前後の油にさっと通す
問題43	(4)	(1) ステンレス鍋は，鉄鍋よりも熱伝導率は悪い／(2) 対流に加えて，放射，伝導による加熱が行われる／(3) 土鍋は磁性体ではないので，使用できない／(5) 蒸し器としても使用できる
問題44	(3)	b．ゆで水に食塩を加えると，すだちが起こりにくい／c．凍り豆腐は，50℃の湯で5分もどし，調味液で煮る
問題45	(3)	(1) 食酢の作用で，凝固しやすい／(2) カルシウムは卵液の熱凝固を促進させる／(4) 濃厚卵白が多いと泡立ちにくい／(5) 卵白の乳化性は卵黄の約1/4である
問題46	(2)	(1) 赤身魚は肉質が軟らかく，白身魚は肉質が硬い／(3) 赤身魚は魚臭が強いので，濃い味付けが適している／(4) 筋原線維たんぱく質が多い白身魚が，でんぶに適する／(5) 表皮側が縮み，皮側に身が丸くなる

7 食品の流通・消費に関する科目

問題番号	解答	解 説
●令和4年度 (第24回)		
問題47	(2)	現在，わが国では，牛と米穀等のトレーサビリティが法律で義務づけられており，鳥と豚は法律の対象となっていない
問題48	(4) または (5)	(4) 飼料生産に必要とした水の量も加える／(5) 食品の製造過程などで生じる食用に供することのできない食品産廃物は，食品ロスに含まれない
問題49	(1)	(2) GPセンターに出荷される／(3) 4～5割が卸売市場を経由している／(4) 原則，産地卸売市場と消費地卸売市場を経由する／(5) 相対取引の割合が増えている
問題50	(5)	(1) 同時に実施することが必要である／(2) 購入の現場で，顧客視点に立った調査を行うことである／(3) 主に流通業者が企画・開発し，製造を製造業者に委託する形態が多い商品である／(4) 市場や顧客の要求に適合できる流通システムのことである
問題51	(4)	これは「地産地消」のことである
問題52	(3)	移動販売による惣菜は，中食に含まれる
問題53	(3)	少子化が進む中でも，女性の社会進出によりベビーフード（離乳食）市場は伸びている
●令和3年度 (第23回)		
問題47	(1)	(2) 40%前後で推移している／(3) 70%前後で推移している／(4) 穀物自給率は，供給熱量ベースの食料自給率よりも低い水準である／(5) 生産額ベース（金額ベース）の食料自給率も低下傾向にある
問題48	(5)	(1) 25%／(2) 58%／(3) 45%／(4) 95%
問題49	(2)	(1) good agricultural practice の略／(3) 中国産である／(4) 義務づけている／(5) 法令遵守以外にも多くの社会的責任がある
問題50	(4)	食品スーパーマーケットである
問題51	(3)	三次卸のことであり，二次卸とは，一次卸から商品を直接仕入れている卸売業者のことである
問題52	(5)	価格弾力値が1より小さい場合は，弾力性が小さいあるいは非弾力的であるという。1より大きい場合，弾力性が大きいあるいは弾力的であるという
問題53	(5)	(1) 穀類全体としても減少傾向となっている／(2) 野菜の摂取量は，年齢が高い層，特に60歳以上で多い／(3) 魚介類の摂取量は，年齢が高いほど多くなる／(4) 卵類の摂取量は，全年齢層で安定している
●令和2年度 (第22回)		
問題47	(4)	(1) 個別包装技術の進歩は，電子レンジ対応食品などの製品開発を可能にした／(2) コールドチェーンは，1960年代から冷蔵・冷凍技術の進歩とともに整備されはじめた／(3) コールドチェーンが高度化する中で，1980年代からはチルド食品の流通が普及した／(5) 異性化糖は，砂糖に比べ価格が安く，汎用性が高い
問題48	(2)	アメリカの技術開発による製品である
問題49	(4)	チェーン化実現のために本部（本社）と店舗の機能の分化が行われた
問題50	(2)	(1) 百貨店，総合スーパー，食品スーパー，コンビニ，ファストフードなどと同様，宅配専門店も含まれる／(3) 外食産業の業態である／(4) 最も高い伸びを示したのは，食品スーパー（46.1%）である／(5) 料理品小売業市場の規模は，1997～2014年で73%もの伸びを示している
問題51	(2)	(1) 最も多いのは和生菓子である／(3) 最も多いのは醤油漬類である／(4) 輸入大豆が8割を占める／(5) 卸売市場を経由せ

問題番号	解答	解 説
		ず，鶏卵問屋や全農等から流通業者・加工業者・外食産業に販売される
問題52	(3)	(1) 導入期は，認知される段階であり，宣伝広告，販売促進に力を入れる／(2) 売上げのピークは成熟期／(4) 開発・改良は成熟期に。衰退期は，撤退まで視野に入れて考える段階／(5) 発売後5年を超えた商品が生き残る率は5%程度
問題53	(3)	(1) 食品廃棄物のリサイクルについて食品関連事業者が取り組むことについて定められた／(2) 食品製造業が95%と最も多い／(4) 食品ロス量（食べ残し重量＋直接廃棄重量＋過剰除去重量）÷食品使用量／(5) スローフード運動はその土地の伝統的な食材や食文化を大切にしようとする活動
●令和元年度 (第21回)		
問題47	(1)	(2) 生産者から消費者の手元まで商品を届ける役割を果たしている／(3) 消費者への供給体制を整える必要性から卸売業に比べ段に多い／(4)「集荷・分荷」と「需給調整」の2つの機能を果たしている／(5) 取扱い品目から「業種」，販売方式から「業態」に分類される
問題48	(3)	(1) 市場外取引商品の取引価格は卸売市場での取引価格を参考に決められている／(2) 法改正により，2009（平成21）年4月から自由化された／(4) 卸売業者が荷受とも呼ばれる／(5) 売買参加者とは市場内取引に参加できる売買参加権を持った業務用実需者などである
問題49	(2)	1970年を起点にチェーンレストランが次々に登場した
問題50	(4)	お好み焼き，たこ焼きも惣菜に含まれる
問題51	(2)	1990年代までは伸びてきたが，その後は減少傾向である
問題52	(5)	(1) 食品ロスの約半分は，一般家庭から発生している／(2) 約15kgと試算されている／(3) 実証実験で食品ロス削減の効果が認められている／(4) レトルトカレーの賞味期限の話
問題53	(5)	a．トンkmである／c．1990年代からイギリスで行われている運動
●平成30年度 (第20回)		
問題47	(3)	(1) 最も低い品目は豚肉である／(2) セリ取引が実施されている／(4) 最も低い品目は野菜である／(5) 枝肉のセリ取引が実施されている
問題48	(2)	(1)「野菜風味主体」「調味風味主体」「発酵風味主体」の3種類に大別される／(3) 洗卵・格付け・パッキングのための施設である／(4) 国内産小麦はその品質上，一般的にうどんに加工される／(5) 政府米は備蓄等の補完的な位置づけとなった
問題49	(1)	生産者から消費者の手元まで商品を届ける役割を果たしている
問題50	(2)	(1) 平成28年度の野菜自給率は80%であり，過去10年間7割～8割前半で推移している（食料需給表による）／(3) 過半数を占めているのはバナナである／(4)「等級」は，形や色などの外観的品質からの区分（秀，優，良など）で，大きさの区分は「階級」である／(5) 購入先の割合が最も高いのはスーパーマーケットで，コンビニエンスストアは2位である
問題51	(3)	b．問題文の考え方はマーケット・インであり，プロダクト・アウトは作り手が良いと思うものを作り売るという考え方である／c．売上げがピークを迎えるのは「成熟期」である
問題52	(4)	(1) 1970年である／(2) 1980年代半ばごろである／(3) 1991年である／(5) 全国に広がった
問題53	(4)	(1) 1990年代以降である／(2) 内食，中食，外食は3つの別の食事形態として分類されている／(3) 中食に含まれない／(5) 食の外部化は，内食に対して，中食と外食を合わせたものをいう

8 フードコーディネート論

問題番号	解答	解 説
●令和4年度 (第24回)		
問題54	(3)	(1) 和食のテーブルセッティングのことを膳組みという／(2) アンダークロスとは，テーブルクロスの下に敷く布のこと／(4) カジュアルな場合に使う／(5) 象眼，螺鈿，黒檀，紫檀など装飾価値の高いテーブルを使うことがもてなしの意味を待つので，テーブルクロスを使用しない場合もある
問題55	(2)	(1) 料理は，左手側前よりナイフを入れる／(3) この記述は，フランス式である。英米式は，ホストがゲストを見渡しやすいテーブルのサイドに座る／(4) サービスは，左側から行う。下げるのは右側から行う／(5) メニューのコース順に従い，前菜 → 魚料理 → 肉料理 → サラダ → デザートを基本とする
問題56	(4)	(1) 居抜物件とは，店舗内装や設備・造作等がそのまま残さ

問題番号	解答	解 説
		れた物件のことである／(2) 礼金とは，撤退時に返却されないものである／(3) 賃貸料は，同じビルであっても1階，2階では家賃が異なる／(5) 保証金ゼロの物件もある
問題57	(2)	(1) 世界の公式行事の正餐（ディナー）は，フランス料理様式のメニューが用いられる／(3) ポタージュクレールは，澄んだスープを指す。クリーム状のスープはポタージュリエという／(4) セカンド・ピアットは，メイン料理の魚介や肉料理のこと。パスタやリゾットはプリモ・ピアット（第一の皿）として前菜の後に出される／(5) イタリア料理の前菜は，アンティパストという
問題58	(5)	(1) 韓国料理の代表的なものには，キムチ，ブルコギ，冷麺がある。生春巻は，ベトナム料理である／(2) タイ料理の代表的なものには，トムヤンクンがあり，タンドリーチキン

問題番号	解答	解　説
		は，インド料理である／(3) ベトナム料理は，魚醤ヌクオ・マムを使用する特徴があり，ごま油を多用するのは，韓国料理である／(4) インド料理は，香味野菜，香辛料を用いたカレーなどがつくられる。ナンプラー，レモングラス，ライムを使用するのは，タイ料理の特徴である
問題59	(1)	食空間は人間・時間・空間の3要素から成り立つ
問題60	(4)	(1) ア・ラ・カルトとは，単品選択のことである。料理長おまかせは，デギュスタシオンという／(2) 定食はコースと呼ぶ。プリフィクスは，コースの一部が選択式になっている／(3) 複数ページがあるのは，メニューブックである／(5) 営業時間帯によって変わるのは時間帯メニュー。フェアメニューは，季節限定やイベント限定などのメニューのことである

●令和3年度 (第23回)

問題番号	解答	解　説
問題54	(5)	(1) 椅子の左側から入る／(2) 飯茶椀以外の食器は，テーブルに置いたまま食べる／(3) 椅子の上に置く。食事終了後は軽くたたみ食卓左側に置く／(4) ワイングラスはテーブルに置いたままサービスを受ける
問題55	(1)	(2) アフタヌーンパーティは，紅茶をメインに会話を楽しむ／(3) ディナーパーティは，フォーマルな着席スタイルで，フルコースが多い／(4) ブッフェ形式は，各自が料理を取り分けるセルフサービスの食事スタイルである／(5) カクテルパーティ，17時～19時頃開催。22時以降は，アフターディナーパーティ
問題56	(2)	b. 「フランチャイジー」とは，「加盟者・加盟店」のことである／c. 「居抜物件」とは厨房設備や内装などが残されている物件のことである
問題57	(5)	(1) ア・ラ・カルトとは，単品を選択していく方式である／(2) プリフィクスとは，コースの一部が選択できる方式である／(3) グランドメニューは定番メニューのことで，季節限定や個数限定のメニューは含まれない／(4) フェアメニューは実験メニューとも言い，限定特別メニューである
問題58	(4)	七夕には，素麺を食べる習慣がある
問題59	(5)	a. パスタ，魚，トマトやオリーブを多用し，材料の持ち味を生かした家庭的な料理が多いものは，イタリア料理である。フランス料理は濃厚な味わいと美しい彩りのソースに特徴がある／b. 西洋料理を代表し，各国の正餐に用いられているのはフランス料理である
問題60	(3)	食材の可視化が可能になった

●令和2年度 (第22回)

問題番号	解答	解　説
問題54	(3)	ちゃぶ台の普及は，明治，大正時代である
問題55	(4)	韓国料理はにんにく，唐辛子，ゴマ油を多用する
問題56	(2)	バリアフリーではなくユニバーサルデザイン
問題57	(5)	(1) 英国式とフランス式があり，カトラリーのセッティングが異なる／(2) フォーマルな場合でもカジュアルな場合でもクロスをかける／(3) ナイフは右側，フォークは左側に配置する／(4) ティーカップとソーサー以外は銀器を用いる
問題58	(1)	クローズドキッチンは厨房と客席が独立している

問題番号	解答	解　説
問題59	(3)	(1) 居抜物件とは，厨房設備・機器，内装，テーブル，椅子などの造作が残されている物件である／(2) 家賃（含む共益費）比率は，売上げに対して7～10％が望ましい／(4) 営業利益は，売上げ総利益から販売費および一般管理費を引いた利益である／(5) 現場で働く人の人件費は人件費として扱い，現場に直接携わらない経営者や事務職員の人件費は，販売管理費および一般管理費に含まれる
問題60	(3)	4,000円×(30席×0.6×1.0)×25日間＝180万円

●令和元年度 (第21回)

問題番号	解答	解　説
問題54	(2)	食べる人の健康状態，食欲は生理的なおいしさとして関与する
問題55	(4)	コーディネーターは，特定の商品の普及，売上げや来客者の増加の要望を満たすための実行者
問題56	(2)	(1) 千歳飴／(2) 赤飯，紅白の餅など赤色の食べ物／(3) かぼちゃ／(4) 菱餅，雛あられ，白酒
問題57	(4)	(1) 上海料理は，湖沼や河川に恵まれた地域で，魚やカニを多用する特徴がある／(2) 広東料理は，欧風文化の影響を受けケチャップや洋風ソース，南方のココナッツミルクなどを用いる特徴がある／(3) 四川料理は，山椒や唐辛子を多用する香辛料を用いる特徴がある／(5) 酸辣湯は，四川料理の代表的な料理である
問題58	(1)	定食の一部が選択方式になっているのは「プリフィクス」。ア・ラ・カルトは単品を選択する方式のこと
問題59	(3)	起業は比較的容易であるが，経営の継続は難しいビジネスである
問題60	(2)	FLコストは原材料費と労務費の合計金額で，売上げ高の60％以下に収めることが望ましい

●平成30年度 (第20回)

問題番号	解答	解　説
問題54	(5)	(1) ブッフェ形式では，立食のほか，用意された席に座ったままテーブルの料理を取り分けて食すことができる／(2) フォーマルな着席スタイルで料理を食する／(3) 紅茶をメインに会話を楽しむパーティである／(4) 17時から19時に開かれ，飲み物やアルコール類がメインとなるパーティで，出入り時間の拘束が少ない
問題55	(3)	b. 「居抜物件」とは，造作・設備などが残されている物件のことである／c. 「業種を決める」とは，主力商品を決めることである
問題56	(3)	(30×0.8×2×1,000)+(30×0.7×1×5,000)＝153,000×25＝3,825,000
問題57	(1)	ア・ラ・カルトは単品を選択し，自分でコースを組み立てる方式。定食の一部が選択できるのはプリフィクス
問題58	(5)	デミタスカップは，通常カップの1/2，半分の大きさ
問題59	(1)	(2) 節分には，煎り大豆，恵方巻を食べる習慣がある／(3) 鰻を食べる習慣がある／(4) 七夕には，素麺を食べる習慣がある／(5) 大晦日には，蕎麦を食べる習慣がある
問題60	(5)	a. 寸法はマテリアルではなく，モジュールである／b. 両者の動線が交差しないように計画する

◎フードスペシャリスト資格認定試験　分野別過去問題【解答】

1　フードスペシャリスト論
〔6問〕

令和4年度 (第24回)			令和3年度 (第23回)			令和2年度 (第22回)			令和元年度 (第21回)			平成30年度 (第20回)		
	〈解答〉	〈正答率〉		〈解答〉	〈正答率〉		〈解答〉	〈正答率〉		〈解答〉	〈正答率〉		〈解答〉	〈正答率〉
問題1	(3)	54.9%	問題1	(2)	89.6%	問題1	(5)	90.4%	問題1	(1)	77.3%	問題1	(5)	94.5%
問題2	(4)	9.6%	問題2	(4)	80.4%	問題2	(5)	65.6%	問題2	(4)	79.6%	問題2	(1)	43.0%
問題3	(3)	62.0%	問題3	(3)	92.6%	問題3	(1)	73.0%	問題3	(4)	77.3%	問題3	(5)	44.8%
問題4	(5)	84.1%	問題4	(2)	79.5%	問題4	(5)	29.9%	問題4	(3)	92.0%	問題4	(3)	80.1%
問題5	(4)	44.0%	問題5	(3)	72.8%	問題5	(2)	70.1%	問題5	(3)	69.2%	問題5	(1)	67.2%
問題6	(1)	40.6%	問題6	(3)	59.1%	問題6	(3)	60.2%	問題6	(1)	20.2%	問題6	(3)	46.8%

2　食品の官能評価・鑑別論
〔9問〕

令和4年度 (第24回)			令和3年度 (第23回)			令和2年度 (第22回)			令和元年度 (第21回)			平成30年度 (第20回)		
	〈解答〉	〈正答率〉		〈解答〉	〈正答率〉		〈解答〉	〈正答率〉		〈解答〉	〈正答率〉		〈解答〉	〈正答率〉
問題7	(3)	90.4%	問題7	(4)	26.8%	問題7	(2)	89.3%	問題7	(5)	81.6%	問題7	(5)	78.5%
問題8	(1)	65.4%	問題8	(4)	32.0%	問題8	(3)	35.8%	問題8	(2)	76.7%	問題8	(4)	68.9%
問題9	(5)	59.9%	問題9	(3)	72.0%	問題9	(4)	62.0%	問題9	(2)	88.6%	問題9	(2)	65.6%
問題10	(5)	14.3%	問題10	(3)	40.4%	問題10	(3)	50.1%	問題10	(4)	81.1%	問題10	(2)	45.0%
問題11	(4)	69.2%	問題11	(2)	26.5%	問題11	(2)	46.9%	問題11	(3)	44.3%	問題11	(2)	38.5%
問題12	(4)	53.3%	問題12	(3)	56.8%	問題12	(5)	84.5%	問題12	(4)	66.5%	問題12	(4)	69.0%
問題13	(5)	29.3%	問題13	(1)	48.2%	問題13	(4)	39.8%	問題13	(4)	47.4%	問題13	(1)	18.6%
問題14	(3)	81.8%	問題14	(3)	22.3%	問題14	(5)	62.7%	問題14	(2)	44.8%	問題14	(3)	36.4%
問題15	(2)	89.8%	問題15	(2)	23.9%	問題15	(1)	67.4%	問題15	(1)	53.8%	問題15	(2)	68.0%

3　食品の安全性に関する科目
〔8問〕

令和4年度 (第24回)			令和3年度 (第23回)			令和2年度 (第22回)			令和元年度 (第21回)			平成30年度 (第20回)		
	〈解答〉	〈正答率〉		〈解答〉	〈正答率〉		〈解答〉	〈正答率〉		〈解答〉	〈正答率〉		〈解答〉	〈正答率〉
問題16	(2)	61.3%	問題16	(2)	55.2%	問題16	(1)	21.7%	問題16	(3)	43.6%	問題16	(4)	38.4%
問題17	(3)	38.5%	問題17	(2)	57.4%	問題17	(3)・(5)	94.9%	問題17	(4)	77.0%	問題17	(4)	54.8%
問題18	(3)	60.5%	問題18	(4)	48.2%	問題18	(5)	32.4%	問題18	(1)	31.4%	問題18	(3)	33.1%
問題19	(5)	70.7%	問題19	(2)	71.2%	問題19	(4)	76.1%	問題19	(2)	72.8%	問題19	(5)	69.4%
問題20	(2)	48.2%	問題20	(4)	97.1%	問題20	(2)	55.6%	問題20	(5)	72.1%	問題20	(2)	59.2%
問題21	(4)	31.4%	問題21	(3)	66.5%	問題21	(1)	53.5%	問題21	(2)	50.8%	問題21	(4)	75.6%
問題22	(2)	62.5%	問題22	(5)	30.5%	問題22	(2)	47.7%	問題22	(1)	33.4%	問題22	(1)	35.1%
問題23	(4)	55.1%	問題23	(4)	36.0%	問題23	(1)	43.9%	問題23	(2)	62.7%	問題23	(2)	17.8%

4　栄養と健康に関する科目
〔7問〕

令和4年度 (第24回)			令和3年度 (第23回)			令和2年度 (第22回)			令和元年度 (第21回)			平成30年度 (第20回)		
	〈解答〉	〈正答率〉		〈解答〉	〈正答率〉		〈解答〉	〈正答率〉		〈解答〉	〈正答率〉		〈解答〉	〈正答率〉
問題24	(5)	44.8%	問題24	(5)	96.0%	問題24	(3)	55.3%	問題24	(5)	38.5%	問題24	(5)	81.6%
問題25	(2)	68.5%	問題25	(2)	87.0%	問題25	(3)	73.4%	問題25	(5)	63.3%	問題25	(3)	49.6%
問題26	(4)	84.6%	問題26	(2)	69.4%	問題26	(2)	47.4%	問題26	(4)	75.7%	問題26	(3)	58.7%
問題27	(5)	11.5%	問題27	(3)	97.9%	問題27	(5)	51.9%	問題27	(4)	97.4%	問題27	(4)	87.2%
問題28	(1)	23.4%	問題28	(2)	48.9%	問題28	(5)	76.8%	問題28	(1)	73.1%	問題28	(2)	70.4%
問題29	(5)	73.6%	問題29	(1)	79.9%	問題29	(1)	40.0%	問題29	(1)	97.4%	問題29	(5)	34.6%
問題30	(2)	86.2%	問題30	(2)	83.2%	問題30	(1)	37.1%	問題30	(5)	34.0%	問題30	(1)	36.6%

5　食物学に関する科目 〔9問〕

令和4年度 (第24回)		令和3年度 (第23回)		令和2年度 (第22回)		令和元年度 (第21回)		平成30年度 (第20回)	
〈解答〉	〈正答率〉	〈解答〉	〈正答率〉	〈解答〉	〈正答率〉	〈解答〉	〈正答率〉	〈解答〉	〈正答率〉
問題31（5）	21.5%	問題31（3）	49.5%	問題31（5）	46.6%	問題31（5）	9.2%	問題31（1）	61.0%
問題32（5）	24.5%	問題32（1）	49.4%	問題32（1）	66.8%	問題32（5）	29.0%	問題32（4）	13.1%
問題33（1）	50.9%	問題33（1）	27.1%	問題33（5）	29.3%	問題33（2）	44.5%	問題33（5）	45.4%
問題34（2）	35.1%	問題34（5）	59.9%	問題34（4）	71.0%	問題34（5）	31.6%	問題34（4）	75.6%
問題35（2）	14.0%	問題35（3）	45.3%	問題35（1）	30.5%	問題35（5）	78.0%	問題35（1）	35.6%
問題36（1）	30.5%	問題36（2）	35.9%	問題36（1）	66.2%	問題36（3）	39.9%	問題36（1）	42.6%
問題37（4）	4.0%	問題37（1）	22.1%	問題37（4）	48.7%	問題37（5）	37.0%	問題37（5）	44.8%
問題38（5）	26.3%	問題38（3）	31.2%	問題38（5）	25.9%	問題38（4）	27.6%	問題38（3）	29.9%
問題39（2）	10.2%	問題39（4）	45.8%	問題39（2）	22.0%	問題39（2）	70.0%	問題39（1）	41.1%

6　調理学に関する科目 〔7問〕

令和4年度 (第24回)		令和3年度 (第23回)		令和2年度 (第22回)		令和元年度 (第21回)		平成30年度 (第20回)	
〈解答〉	〈正答率〉	〈解答〉	〈正答率〉	〈解答〉	〈正答率〉	〈解答〉	〈正答率〉	〈解答〉	〈正答率〉
問題40（2）	24.9%	問題40（5）	38.8%	問題40（4）	73.0%	問題40（2）	59.2%	問題40（2）	40.3%
問題41（4）	42.4%	問題41（3）	80.5%	問題41（3）	39.5%	問題41（5）	68.0%	問題41（5）	30.5%
問題42（4）	38.7%	問題42（3）	68.5%	問題42（3）	96.2%	問題42（4）	48.4%	問題42（4）	37.7%
問題43（5）	59.5%	問題43（4）	77.0%	問題43（2）	34.6%	問題43（3）	75.4%	問題43（4）	92.7%
問題44（3）	75.5%	問題44（4）	45.4%	問題44（3）	66.1%	問題44（5）	67.4%	問題44（3）	71.8%
問題45（1）	27.3%	問題45（5）	53.6%	問題45（5）	72.2%	問題45（4）	37.6%	問題45（3）	23.6%
問題46（2）	58.9%	問題46（4）	73.4%	問題46（1）	68.9%	問題46（3）	26.5%	問題46（2）	46.1%

7　食品の流通・消費に関する科目 〔7問〕

令和4年度 (第24回)		令和3年度 (第23回)		令和2年度 (第22回)		令和元年度 (第21回)		平成30年度 (第20回)	
〈解答〉	〈正答率〉	〈解答〉	〈正答率〉	〈解答〉	〈正答率〉	〈解答〉	〈正答率〉	〈解答〉	〈正答率〉
問題47（2）	63.3%	問題47（1）	13.3%	問題47（4）	32.4%	問題47（1）	35.7%	問題47（3）	22.7%
問題48（4）･（5）	93.5%	問題48（5）	11.4%	問題48（2）	36.5%	問題48（3）	73.1%	問題48（2）	23.0%
問題49（1）	19.5%	問題49（2）	67.5%	問題49（4）	57.5%	問題49（2）	60.7%	問題49（1）	44.3%
問題50（5）	27.2%	問題50（4）	61.8%	問題50（2）	71.7%	問題50（4）	78.8%	問題50（2）	46.2%
問題51（4）	45.2%	問題51（3）	33.3%	問題51（2）	16.5%	問題51（2）	32.4%	問題51（3）	39.5%
問題52（3）	74.6%	問題52（5）	57.9%	問題52（3）	51.8%	問題52（5）	44.1%	問題52（4）	50.3%
問題53（3）	52.4%	問題53（5）	22.8%	問題53（3）	49.8%	問題53（5）	35.1%	問題53（4）	34.1%

8　フードコーディネート論 〔7問〕

令和4年度 (第24回)		令和3年度 (第23回)		令和2年度 (第22回)		令和元年度 (第21回)		平成30年度 (第20回)	
〈解答〉	〈正答率〉	〈解答〉	〈正答率〉	〈解答〉	〈正答率〉	〈解答〉	〈正答率〉	〈解答〉	〈正答率〉
問題54（3）	22.0%	問題54（5）	57.0%	問題54（3）	14.0%	問題54（2）	95.9%	問題54（5）	73.6%
問題55（2）	42.0%	問題55（1）	85.3%	問題55（4）	89.7%	問題55（4）	85.7%	問題55（3）	56.6%
問題56（4）	57.8%	問題56（2）	58.4%	問題56（2）	45.1%	問題56（5）	94.6%	問題56（3）	75.6%
問題57（2）	15.5%	問題57（5）	73.7%	問題57（5）	32.3%	問題57（4）	83.5%	問題57（1）	42.6%
問題58（5）	68.9%	問題58（4）	91.1%	問題58（1）	90.9%	問題58（1）	76.5%	問題58（5）	68.7%
問題59（1）	27.3%	問題59（5）	74.8%	問題59（3）	26.8%	問題59（3）	86.6%	問題59（1）	90.2%
問題60（4）	90.0%	問題60（3）	91.9%	問題60（3）	87.4%	問題60（2）	82.5%	問題60（5）	80.2%

令和4年度 (第9回) 専門フードスペシャリスト資格認定試験【解答】

共通問題
（食品開発部門，食品流通・サービス部門）

問題番号	解答	解　説
●フードスペシャリスト論		
問題1	（3）	b．紀元前10000～8000年ごろメソポタミア地方では羊やヤギが家畜化されており，発酵乳がつくられていたものと考えられている／c．軍用食として開発されたのは缶詰である
問題2	（2）	ヨーロッパからの移民による小麦を中心とした食体系
問題3	（3）	郊外型ファミリーレストランは乗用車の普及とともに1970年代に発達した
問題4	（2）	食品産業には，食品流通業も含まれる
問題5	（5）	⑴ トマトは遺伝子組換え表示の対象ではないので遺伝子組換えでないとは表示できない／⑵ 糖類を含まない旨の表示ができるのは糖類が0.5g未満の場合／⑶ 有機JASマークのない農産物に「有機」や「オーガニック」の表示はできない／⑷「L-フェニルアラニン化合物を含む」旨の表示が義務付けられている
問題6	（1）	⑵ 国内で飼養された牛の出生から消費者に供給されるまでの情報を提供／⑶ 事業者や商品情報を表す商品識別番号／⑷ 食品安全行政のために導入されたものであり「リスク評価」「リスク管理」「リスクコミュニケーション」で構成される／⑸ PL法のこと
●食品の官能評価・鑑別論		
問題7	（4）	⑴ 2つの刺激を継続して与えた結果，片方の刺激が他方の刺激に影響することを対比効果と呼ぶ／⑵ パネリストへの試料の提示順は，順序効果を考慮して提示順を変える／⑶ 5個の試料を提示した場合，位置効果により両端の試料が選ばれやすい／⑸ 試料の濃度差を評価させる場合は，弁別閾以上の濃度差をつける
問題8	（5）	⑴ ある物質Aがある物質Bに分散しているとき，Aを分散相，Bを分散媒と呼ぶ／⑵ ミセルコロイドは，分子またはイオンが数十個あるいは数百個集まって分散している／⑶ 乳化剤は，水と親和性のある親水基と油と親和性のある親油基の両方をもつ／⑷ サスペンションは，エマルションに比較して，不安定である
問題9	（5）	粘性は，流動に対する抵抗の大きさを示すもの
問題10	（3）	⑴ リンゴの蜜入りの有無を判定するためには，可視光線を食品に照射する／⑵ 微生物汚染を判定するためには，紫外線を食品に照射する／⑷ 米の食味を判断するには，米に近赤外線を照射して，米のたんぱく質，水分量，アミロース含量，脂肪酸度を計測して算出する／⑸ 農作物の残留農薬の検出には，農作物に赤外線を照射する
問題11	（4）	⑴ 日本ナシは，生食が主体であるが，西洋ナシのように追熟の必要はない／⑵ 網目模様のあるネットメロンは，マスクメロンや夕張などである。プリンスメロンは，網目のないノーネットメロンであり，他にキンショウなどある／⑶ モモは，果肉の色からは白肉種と黄肉種に分かれ，黄肉種は主に缶詰など加工用に使われる／⑸ 果実類は，品質の低下が激しいので低温貯蔵が一般的である
問題12	（2）	油焼けが少ないのは，立塩法
問題13	（2）	塩漬け牛肉を高温高圧で処理後，牛脂で固めたもの
問題14	（2）	b．UHT処理した牛乳／d．加塩甘性バターが大部分である
問題15	（3）	精留したアルコールに杜松の実などの香料植物の香りを含ませたもの
●食品の安全性に関する科目		
問題16	（4）	⑴ 牛乳の超高温加熱殺菌（UHT）法／⑵ 加熱調理食品のノロウイルス対策／⑶ 加熱調理食品のO157対策／⑸ 冷凍によるアニサキス対策
問題17	（2）	⑴ 使用基準がなくても表示義務がある／⑶ 使用した旨の表示を指導している／⑷ キャリーオーバーではないので，表示義務がある／⑸ 使用した旨の表示を指導している
問題18	（5）	⑴ 水道水の水質基準では，大腸菌は検出されてはならない／⑵ ミネラルウォーターの硬度は，Ca^{2+}とMg^{2+}の量を$CaCO_3$に換算してmg/Lで表したものである／⑶ 2020年，わが国の水道普及率は98%である／⑷ 水道水の水質基準項目に，「味」は含まれている
問題19	（1）	⑵ 酸化防止剤／⑶ 発色剤／⑷ 防かび剤／⑸ 甘味料
問題20	（4）	⑴ 食物アレルギーの発症順位は皮膚，呼吸器，粘膜，消化器系の順である／⑵ 食品により全身性の重篤なアナフィラキシーショックを起こすヒトもいる／⑶ アナフィラキシーを含む食物アレルギーは，I型反応である／⑸ 乳幼児期の即時型食物アレルギーは加齢にともなう耐性獲得が，3歳までに50%，学童まで80～90%である
問題21	（3）	⑴ 鉄製缶詰容器には内部のさび止めにスズメッキや合成樹脂で塗装する／⑵ 未反応の塩化ビニールや可塑剤のジブチルスズ化合物が含まれる／⑷ 熱可塑性プラスチックは加熱により変形するが冷却するとそのまま硬化し，元には戻らない／⑸ 長期保存に適している。レトルトパウチ食品は瓶缶詰と同様に容器包装詰加圧加熱殺菌食品に含まれる
問題22	（4）	⑴ 脂溶性の難分解性汚染物質のほうが生物濃縮されやすい／⑵ 食品から98%，大気からは1％の摂取である／⑶ 防かび剤と防虫剤が一部の輸入食品に認められている／⑸ 体内に取り込んだ放射性物質から放射線を受けることである
問題23	（2）	⑴ エルシニアは芽胞をつくらない／⑶ ウエルシュ菌は10^6以上で感染する／⑷ 水分活性0.86以上で発育する／⑸ 腸管出血性大腸菌は感染後体内でベロ毒素を産生する
●栄養と健康に関する科目		
問題24	（2）	⑴ 小腸で吸収された脂質や脂溶性の物質は，キロミクロンの成分となって血中に入って，肝臓ではなく全身に運ばれる／⑶ 比重が低いVLDL，LDLは，脂質輸送効率は高いが血流に乗りにくく，LDLは血管壁に付着しやすいので動脈硬化の原因になりやすい。比重は，低い方からキロミクロン＜VLDL＜IDL＜LDL＜HDLの順である／⑷ 比重の高いHDLは，血流に乗りやすく，血管壁に付着したリポたんぱく質を除去する働きを有する／⑸ リポたんぱく質は，たんぱく質量や脂質の成分（中性脂肪が多いか，コレステロールが多いかなど）により比重が変化する
問題25	（4）	⑴ ナトリウム摂取量の増加は，高血圧を進行させる／⑵ カリウム摂取量の増加は，高血圧の進行を防止することができる／⑶ 飲酒習慣（長期のアルコール摂取）は，高血圧を進行させる／⑸ エネルギー産生栄養素の過剰摂取（糖質，脂質，たんぱく質のいずれの栄養素の摂取過剰であっても）によるエネルギー過剰摂取により生じた肥満は，高血圧を進行させる
問題26	（3）	⑴ 体内に侵入してきたウイルスなどの病原菌に感染して，抗原提示を受けて侵入した異物（非自己）の違いに対応した特異的な免疫作用を獲得免疫という／⑵ 好中球などの貪食作用に代表されるような異物（非自己）に広く対応する非特異的な免疫作用を自然免疫という／⑷ 免疫が正常に機能するためには，良好な栄養状態を保つことが必要で，とりわけたんぱく質は最重要栄養素である／⑸ 免疫が正常に機能するためには，良好な栄養状態を保つために適正なエネルギー量を確保することも必要がある
問題27	（3）	⑴ 複雑な分子からより単純な分子へ分解する反応は，異化反応と呼ぶ／⑵ 生活習慣などと関連が深い糖尿病は，2型糖尿病である／⑷ たんぱく質の栄養価を示す生物価は，体内保留窒素と吸収窒素の比から算出される／⑸ 生活習慣病の発症予防を目的として設定されて

問題番号	解答	解　説
		いるのは，目標量である
問題28	(5)	(1) 乳糖不耐症は，ラクターゼの欠損により生じる／(2) 脂質の過剰摂取は，肥満になりやすい／(3) マラスムスは，たんぱく質とエネルギー摂取量がともに不足する乳幼児の欠乏症である／(4) 肝臓と腎臓で水酸化を受けるのは，ビタミンDである
問題29	(1)	(2) ピルビン酸は糖新生の基質として利用されるが，アセチルCoAはクエン酸回路（TCA回路）で完全に酸化

問題番号	解答	解　説
		されて2分子のCO$_2$に変換するため糖新生の基質として利用されない／(3) 解糖系において乳酸は，ピルビン酸から産生される／(4) 骨格筋では，グリコーゲン分解で産生されるのはグルコース6-リン酸であり，グルコースまでは変換されない／(5) 解糖系は，グルコースをピルビン酸（または乳酸）まで分解する反応系である
問題30	(4)	(1) Pは，計画である／(2) Dは，実施である／(3) Cは，検証である／(5) PDCAサイクルは，食事調査を基に計画を立案する

専門選択問題
（食品開発部門）

問題番号	解答	解　説

●食物学に関する科目

問題番号	解答	解　説
問題31	(4)	(1) 利用可能炭水化物（単糖当量）のエネルギー換算係数は，3.75kcal/gである／(2) 食塩相当量は，ナトリウム量に2.54を乗じて算出した値で示されている／(3) ビタミンEは，α-，β-，γ-およびδ-トコフェロールの成分値がそれぞれ収載されている／(5) 有機酸のエネルギーは，酢酸，乳酸，クエン酸，リンゴ酸およびその他の有機酸について，それぞれのエネルギー換算係数を乗じて算出したエネルギーの合計である
問題32	(1)	等量の添加では，ショ糖と比較して食塩の方が水分活性は低下する
問題33	(2)	(1) イヌリンは，フルクトースが重合したフルクタンである／(3) コンニャクマンナンは，熱不可逆性のゲルを形成する／(4) キチンは，アミノ糖が重合したものである。エビ・カニなどに含まれる／(5) アルギン酸は，褐藻類に存在し，カルシウムイオンと反応してゲル化する
問題34	(2)	(1) 水を加えて白く濁った卵白が透明になる。これは塩溶による／(3) たんぱく質の変性は，ペプチド結合の切断よりも立体構造の変化による／(4) たんぱく質の凝固温度は，溶液中のたんぱく質の濃度，pH，塩類濃度などによって変化する／(5) 2価イオンのCa^{2+}やMg^{2+}は，カルボキシラートイオンどうしを結びつける
問題35	(1)	このような性質を可塑性という
問題36	(2)	(1) グルコースイソメラーゼ，D-グルコースを果糖に変換し甘味料の製造に用いられる／(3) リポキシゲナーゼは，不飽和脂肪酸を酸化する酵素である／(4) かつお節の熟成中にヌクレアーゼの作用で，5'-イノシン酸がつくられる／(5) ラクターゼは，乳糖を加水分解しD-グルコースとD-ガラクトースにする酵素である
問題37	(5)	(1) 生成する褐色色素は，メラノイジンである／(2) 食品中に鉄イオンや銅イオンが混入すると反応は促進する／(3) リシンやアルギニンなどの塩基性アミノ酸の反応性は高い／(4) 水分活性0.65〜0.85の範囲で，最も反応が起こりやすい
問題38	(3)	(1) サフランのめしべに含まれる黄色色素は，クロシン。クルクミンは，ウコンの色素／(2) イチゴの色素は，カリステフィン（アントシアニン）。クリサンテミンは，黒豆に含まれる色素／(4) 紅茶特有の赤色色素は，テアフラビン。テアニンは，玉露のうま味成分／(5) 長時間空気に触れるとメト化して，メトミオグロビン（褐色）となる
問題39	(4)	(1) ミロシナーゼの作用によりイソチオシアネート類が生成する／(2) レンチオニンが生成する。桂皮酸メチルはマツタケ特有の香り／(3) アルデヒド類やアルコール類は，脂質が分解して生成する／(5) 海産魚の鮮度が低下すると，浸透圧調節物質であるトリメチルアミンオキシドからトリメチルアミンが生じる
問題40	(3)	(1) 果糖水溶液は冷却するとピラノース型が増え，甘味が増す／(2) オリゴ糖すべてが甘味を持ち，難消化性ではない。無味のものや消化できるものも多い／(4) とうがらしの辛味成分はカプサイシンである。カプサンチンは赤い色素である／(5) フムロンである
問題41	(1)	自動酸化は不飽和脂肪酸に生じたラジカルにより進行
問題42	(1)	(2) かまぼこ製造にでんぷんが添加されるのは，弾力の補強効果のためである／(3) 脂質と複合体を形成したアミロースは，糊化の進行が抑制される／(4) 手延そうめん製造で，綿実油等の油脂を塗布し貯蔵する工程を"厄"と呼ぶ／(5) 増粘多糖類は，粘性や網目状ネットワークで乳化粒子を自由に動けなくすることで乳化を安定化させる
問題43	(4)	グリセミックインデックスとは，食後血糖値の上昇度を示す指数のことである
問題44	(3)	電気透析は，分離する物質の電荷に基づいて分離する技術である
問題45	(5)	(1) うるち米の性状は，半透明のガラス，もち米は，うるち米より丸みがあり乳白色をしている／(2) ジャポニカ種は，短粒径で断面は丸みを帯びているが，インディカ種は，細長く断面はやや扁平である／(3) もみ米をもみすりしてもみ殻を除いて玄米とする／(4) うるち米を製粉したものが新粉，上新粉であり，もち米からのものは白玉粉である
問題46	(4)	(1) ガラス質小麦の方が粉状質小麦よりもたんぱく質含量が高い／(2) パスタ類は，デュラムセモリナあるいはデュラム粉を主な原料とする／(3) グルテンは，小麦たんぱく質であるグリアジンとグルテニンから形成される／(5) あらかじめ液体中にイースト発酵生成物をつくり，小麦などを後から加えて混ねつして生地をつくる方法を液種法という
問題47	(5)	はるさめには，りょくとうよりつくられたりょくとうはるさめと，じゃがいもやさつまいものでんぷんよりつくられた普通はるさめがある
問題48	(4)	(1) 寒天は，テングサなどの紅藻類を原料として生成される／(2) カラギーナンは，紅藻類を原料として生成される／(3) アルギン酸は，褐藻類中に含まれる不溶性の食物繊維であり，アルカリ溶液で加熱することで可溶性のアルギン酸ナトリウムが抽出される／(5) カラギーナンは，ゼラチンとは異なり，たんぱく質分解酵素の影響を受けないため，果実のゼリー，魚・畜肉，乳製品に利用される
問題49	(2)	(1) プレザーブスタイルのジャムとは，果実組織の原形をとどめるように加工されたものである／(3) 一般的な果実に存在するペクチンは，高メトキシペクチンである／(4) 渋柿を乾燥させると，カキタンニンが不溶化し，脱渋される／(5) 果実や野菜類を加熱すると，ペクチンがβ-脱離により分解し，軟化する
問題50	(4)	と殺後肉を0〜4℃で貯蔵すると熟成するが，それに要する時間は牛では10日，豚では3〜5日である
問題51	(4)	(1) 卵白のオボムコイドは耐熱性のたんぱく質である／(2) 鶏卵中に含まれる主なアレルゲンは，卵白のオボアルブミン，オボムコイドである／(3) 可食部100g当りの鉄含量は卵黄が4.8mgで，卵白は微量（Tr）で，卵黄の方が高い／(5) 卵黄の色素の主成分は，ルテイン，ゼアキサンチンである
問題52	(3)	(1) 砂糖には，サトウキビの茎の搾汁より生成されたカンショ糖とテンサイの根より精製されたテンサイ糖がある／(2) 砂糖には，含蜜糖と分蜜糖があり，それぞれ黒砂糖とグラニュー糖が代表的である／(4) 上白糖には，固結防止と湿潤性を出すため，転化糖が加えられている／(5) 異性化糖は，ブドウ糖と果糖の混合物で，結晶化しづらいため液糖で流通する

問題番号	解答	解説
問題53	（4）	しょうゆの着色は，火入れによって赤みが強くなる
問題54	（5）	（1）出荷前に鮮度保持のため低温処理をすることを，予冷という／（2）ハクサイには低温障害は見られない／（3）植物ホルモンの一種エチレンガスは果実の追熟や鮮度低下に大きな影響がある／（4）追熟中に，果物の呼吸量が急激に増加する現象をクライマクテリックライズという
問題55	（2）	（1）プラスチック容器は，ガラスビンや金属缶と比較するとガスや水蒸気に対するバリア性が劣っている／（3）アルコール蒸散剤は，包装内部にエタノールガスを徐々に蒸散させ，アルコールがでんぷんの老化を遅らせる作用を利用して食品をソフトに保つことができる／（4）アルミは塩素イオンで腐食するので，食塩が多く含まれるトマトジュースや野菜ジュースに利用できない／（5）レトルト食品は，圧力を加えて殺菌するため，加圧殺菌釜中で加熱殺菌される

専門選択問題
（食品流通・サービス部門）

問題番号	解答	解説
●調理学に関する科目		
問題31	（1）	野菜は，刻むと口腔内でまとまりにくく，飲み込みにくくなるため，あんかけや寄せものにする必要がある
問題32	（3）	（1）ジェランガムは，ゲル化剤のため，とろみ調整食品には利用されない／（2）低メトキシ（メトキシル）ペクチンが，低カロリーのジャムになる／（4）パイナップルのたんぱく質分解酵素により，ゼラチンはかたまりにくくなる／（5）低分子化した寒天は，ペースト状の料理に適している
問題33	（4）	薄い味付けが適している
問題34	（4）	a．でんぷんは，水分30〜60％で最も老化が進行する／d．親水性の高い砂糖の添加で，でんぷんは老化しにくくなる
問題35	（2）	きめの細かい泡のメレンゲをつくるには，卵白を泡立てた後に砂糖を加える
問題36	（3）	pHが低い方が，卵白の凝固がはやいため，新鮮卵でつくる方がよい
問題37	（1）	あずきは，浸漬せずに加熱する
問題38	（5）	牛乳中のカルシウムイオンにより，かたくなる
問題39	（2）	（1）冷めるとペクチンが流動性を失うために，熱いうちに裏ごしをする／（3）電子レンジでは短時間で温度が上昇し，でんぷんを糖化するアミラーゼが働きにくい／（4）食酢を入れることで，サクサクとした食感になる／（5）食塩水で処理することで，ふきこぼれにくくなる
問題40	（3）	冬場は約60分間である
●食品の流通・消費に関する科目		
問題41	（5）	3分の1以上から2分の1以上が正しい
問題42	（2）	GAPではなく，HACCPのことである
問題43	（3）	（1）植物油脂，動物油脂，加工油脂の3つに区分される／（2）輸入品である／（4）高い比率（ほぼ100％）を維持している／（5）定温（恒温）流通は，冷蔵・冷凍を含まない10℃以上の特定の温度を一定の範囲内に保つものである
問題44	（4）	（1）経営や運営の方法による区分を指す言葉である／（2）主に販売しているメニューによる区分を指す言葉である／（3）700円以下が目安である／（5）テーブルサービスが一般的である
問題45	（2）	（1）2000年以降，わずかに増加した後に横ばいである／（3）約5割である／（4）脂質が増加している（たんぱく質に大きな変化はない）／（5）横這いないし減少している
問題46	（1）	（2）70％以上としている／（3）90％以上としている／（4）14時間以上としている／（5）生協とは，消費者が出資金を出し合い組合員となり，共同で運営・利用する組織である

問題番号	解答	解説
●調理学に関する科目		
問題56	（1）	野菜は，刻むと口腔内でまとまりにくく，飲み込みにくくなるため，あんかけや寄せものにする必要がある
問題57	（3）	（1）ジェランガムは，ゲル化剤のため，とろみ調整食品には利用されない／（2）低メトキシ（メトキシル）ペクチンが，低カロリーのジャムになる／（4）パイナップルのたんぱく質分解酵素により，ゼラチンはかたまりにくくなる／（5）低分子化した寒天は，ペースト状の料理に適している
問題58	（4）	薄い味付けが適している
問題59	（4）	a．でんぷんは，水分30〜60％で最も老化が進行する／d．親水性の高い砂糖の添加で，でんぷんは老化しにくくなる
問題60	（2）	きめの細かい泡のメレンゲをつくるには，卵白を泡立てた後に砂糖を加える

問題番号	解答	解説
問題47	（2）	Customer Costは4PのPriceを顧客視点から捉えたものである
問題48	（3）	都市部における急速な高齢化により，農村部のみならず都市部においても大きな問題となっている
問題49	（5）	（1）食の外部化は，内食に対して中食と外食を合わせたものをいう／（2）内食市場，外食市場，中食市場の順に登場してきた／（3）栄養摂取は特に目的としていない／（4）1980年頃，適正な比率を実現していた
問題50	（3）	需要曲線と供給曲線が一致（交差）したときの価格を均衡価格という
●フードコーディネート論		
問題51	（3）	（1）六古窯は，瀬戸，常滑，越前，備前，信楽，丹波である／（2）曲げわっぱは，木の器である／（4）23g前後が使いやすい／（5）柿右衛門様式は，伊万里（有田焼き）である
問題52	（4）	（1）ポートワインは，食後にサービスされる。食前にはシャンパンやシェリーが飲用される／（2）魚料理には冷やした白ワイン，肉料理には常温の赤ワインが用いられる／（3）ホスト（ホステス）に少量のワインを注ぎ，ワインのチェックをすること／（5）グラスの2/3〜1/2程度か，上限量をグラスの最も面積の広い部分とする
問題53	（3）	正しくは「CS：Company Satisfaction：会社満足」
問題54	（5）	（1）原価とは，原材料費，人件費，直接経費の3つのことである／（2）人件費には，旅費交通費や健康保険料も含まれる／（3）販売費および一般管理費には，支払い金利や減価償却費も含まれる／（4）直接経費とは，原材料費，人件費以外の現場（店舗）の仕事にかかわる水道光熱費，消耗品費などのことである
問題55	（1）	（2）膾は，会席料理において「向付」と呼ばれる／（3）茶懐石料理の特徴は，最初に飯・汁・向付を出すことである／（4）今日の一般的な宴会の献立形式は，会席料理の形式である。普茶料理は，中国風精進料理のことで，簡素なもの／（5）精進料理は，動物性食品を使わないので，かつお節，煮干しのだしは使用できない（しない）
問題56	（5）	（1）小麦，大麦，とうもろこし，ライ麦 ── 南北アメリカ，ヨーロッパ，中国／（2）雑穀 ── アフリカ／（3）米 ── 東南アジア，日本／（4）さつまいも，ヤムイモ，タロイモ ── 東南アジア，アメリカ
問題57	（5）	a．日常の食事をケ，特別な日の食事をハレの食事という／b．スローフード運動は，イタリアで始まった
問題58	（3）	（1）懐石料理は，安土桃山時代に確立された／（2）会席料理は，江戸時代に広まった／（4）南蛮料理は，安土・桃山時代に伝来した／（5）精進料理は，禅宗の伝来により鎌倉時代に確立された
問題59	（2）	天井や壁は明度の高い明るい色，床は明度の低い暗い色が好まれる
問題60	（3）	食企画は6W3Hの把握が必要不可欠である

◎令和4年度　専門フードスペシャリスト資格認定試験【解答】

共通問題					専門選択問題					
食品開発部門（正答率：左），食品流通・サービス部門（正答率：右）					食品開発部門			食品流通・サービス部門		
●フードスペシャリスト論	問題1	（3）	50.5%	54.2%	●食物学に関する科目	問題31	（4） 11.7%	●調理学に関する科目	問題31	（1） 67.6%
	問題2	（2）	49.8%	49.5%		問題32	（1） 48.9%		問題32	（3） 51.9%
	問題3	（3）	48.4%	43.1%		問題33	（2） 45.0%		問題33	（4） 49.5%
	問題4	（2）	65.1%	70.4%		問題34	（2） 36.9%		問題34	（4） 38.0%
	問題5	（5）	1.6%	2.3%		問題35	（1） 25.2%		問題35	（2） 41.2%
	問題6	（1）	32.7%	38.4%		問題36	（2） 6.1%		問題36	（3） 32.4%
●食品の官能評価・鑑別論	問題7	（4）	32.0%	36.1%		問題37	（5） 54.5%		問題37	（1） 56.5%
	問題8	（5）	64.4%	67.1%		問題38	（3） 46.8%		問題38	（5） 49.5%
	問題9	（5）	41.7%	40.7%		問題39	（4） 20.9%		問題39	（2） 67.1%
	問題10	（3）	11.3%	5.6%		問題40	（3） 45.9%		問題40	（3） 67.1%
	問題11	（4）	43.5%	44.9%		問題41	（1） 26.4%	●食品の流通・消費に関する科目	問題41	（5） 32.9%
	問題12	（2）	58.1%	66.2%		問題42	（1） 45.7%		問題42	（2） 33.3%
	問題13	（2）	46.6%	50.0%		問題43	（4） 34.5%		問題43	（3） 40.7%
	問題14	（2）	28.2%	28.2%		問題44	（3） 27.3%		問題44	（4） 32.9%
	問題15	（3）	45.0%	51.9%		問題45	（5） 57.7%		問題45	（2） 42.1%
●食品の安全性に関する科目	問題16	（4）	68.2%	59.7%		問題46	（4） 10.8%		問題46	（1） 16.7%
	問題17	（2）	51.1%	47.7%		問題47	（5） 18.5%		問題47	（2） 34.7%
	問題18	（5）	59.9%	52.8%		問題48	（4） 24.5%		問題48	（3） 90.3%
	問題19	（1）	55.2%	62.5%		問題49	（2） 45.7%		問題49	（5） 49.1%
	問題20	（4）	48.6%	48.1%		問題50	（4） 68.2%		問題50	（3） 75.5%
	問題21	（3）	50.5%	48.1%		問題51	（4） 38.1%	●フードコーディネート論	問題51	（3） 64.8%
	問題22	（4）	23.4%	20.4%		問題52	（3） 21.8%		問題52	（4） 24.1%
	問題23	（2）	24.5%	25.0%		問題53	（4） 59.5%		問題53	（3） 65.7%
●栄養と健康に関する科目	問題24	（2）	18.2%	25.0%		問題54	（5） 69.8%		問題54	（5） 64.4%
	問題25	（4）	72.5%	73.6%		問題55	（2） 19.1%		問題55	（1） 79.2%
	問題26	（3）	76.8%	75.9%	●調理学に関する科目	問題56	（1） 68.9%		問題56	（5） 49.5%
	問題27	（3）	89.4%	80.6%		問題57	（3） 57.0%		問題57	（5） 78.7%
	問題28	（5）	56.8%	55.6%		問題58	（4） 49.8%		問題58	（3） 56.5%
	問題29	（1）	29.5%	23.6%		問題59	（4） 41.2%		問題59	（2） 49.1%
	問題30	（4）	55.9%	54.2%		問題60	（2） 47.5%		問題60	（3） 68.1%

◎令和3年度　専門フードスペシャリスト資格認定試験【解答】

共通問題					専門選択問題					
食品開発部門（正答率：左），食品流通・サービス部門（正答率：右）					食品開発部門			食品流通・サービス部門		
●フードスペシャリスト論	問題1	（3）	73.8%	72.0%	●食物学に関する科目	問題31	（5） 45.3%	●調理学に関する科目	問題31	（4） 77.8%
	問題2	（5）	37.2%	46.4%		問題32	（5） 22.4%		問題32	（5） 20.7%
	問題3	（4）	25.4%	22.6%		問題33	（2） 20.5%		問題33	（4） 79.7%
	問題4	（3）	48.6%	53.3%		問題34	（2） 40.2%		問題34	（3） 57.5%
	問題5	（4）	61.6%	55.2%		問題35	（4） 69.1%		問題35	（2） 71.6%
	問題6	（3）	49.2%	51.3%		問題36	（5） 42.5%		問題36	（2） 35.2%
●食品の官能評価・鑑別論	問題7	（1）	27.0%	29.1%		問題37	（3） 66.7%		問題37	（3） 73.6%
	問題8	（5）	18.5%	19.2%		問題38	（3） 27.4%		問題38	（2） 29.1%
	問題9	（4）	50.4%	55.2%		問題39	（3） 62.4%		問題39	（1） 43.7%
	問題10	（1）	24.6%	20.3%		問題40	（5） 31.5%		問題40	（2） 52.5%
	問題11	（3）	74.2%	76.6%		問題41	（5） 66.5%	●食品の流通・消費に関する科目	問題41	（4） 36.4%
	問題12	（1）	75.8%	70.9%		問題42	（1） 22.6%		問題42	（4） 33.3%
	問題13	（2）	20.3%	19.2%		問題43	（3） 28.7%		問題43	（5） 39.5%
	問題14	（5）	51.4%	55.9%		問題44	（1） 73.8%		問題44	（4） 74.7%
	問題15	（3）	16.7%	18.0%		問題45	（1） 65.2%		問題45	（1） 46.7%
●食品の安全性に関する科目	問題16	（3）	95.7%	93.5%		問題46	（4） 22.2%		問題46	（2） 68.2%
	問題17	（4）	49.4%	50.2%		問題47	（4） 36.6%		問題47	（1） 86.6%
	問題18	（3）	79.1%	75.1%		問題48	（1） 43.9%		問題48	（2） 6.9%
	問題19	（2）	63.6%	60.9%		問題49	（2） 22.0%		問題49	（2） 65.1%
	問題20	（3）	86.2%	85.4%		問題50	（2） 47.2%		問題50	（4） 84.3%
	問題21	（3）	13.8%	14.2%		問題51	（1） 88.2%	●フードコーディネート論	問題51	（4） 18.8%
	問題22	（1）	52.2%	57.9%		問題52	（3） 19.5%		問題52	（3） 45.2%
	問題23	（2）	61.4%	55.6%		問題53	（5） 43.7%		問題53	（3） 45.6%
●栄養と健康に関する科目	問題24	（2）	11.6%	13.0%		問題54	（5） 18.1%		問題54	（3） 66.7%
	問題25	（3）	53.9%	47.5%		問題55	（2） 39.2%		問題55	（1） 54.4%
	問題26	（1）	31.9%	37.9%	●調理学に関する科目	問題56	（4） 72.8%		問題56	（4） 31.4%
	問題27	（1）	39.6%	33.0%		問題57	（5） 14.6%		問題57	（5） 19.9%
	問題28	（3）	54.7%	38.3%		問題58	（4） 80.7%		問題58	（4） 60.5%
	問題29	（1）	44.1%	34.9%		問題59	（3） 49.4%		問題59	（2） 89.7%
	問題30	（2）	60.2%	51.3%		問題60	（2） 73.8%		問題60	（4） 38.7%